Jose O'Daly

Radiação electromagnética no cérebro humano, origem e evolução

Jose O'Daly

Radiação electromagnética no cérebro humano, origem e evolução

Explica o metabolismo dos neurotransmissores, na transmissão sináptica, com papéis no comportamento cognitivo e emocional

ScienciaScripts

Imprint

Any brand names and product names mentioned in this book are subject to trademark, brand or patent protection and are trademarks or registered trademarks of their respective holders. The use of brand names, product names, common names, trade names, product descriptions etc. even without a particular marking in this work is in no way to be construed to mean that such names may be regarded as unrestricted in respect of trademark and brand protection legislation and could thus be used by anyone.

Cover image: www.ingimage.com

This book is a translation from the original published under ISBN 978-620-7-99627-8.

Publisher:
Sciencia Scripts
is a trademark of
Dodo Books Indian Ocean Ltd. and OmniScriptum S.R.L publishing group

120 High Road, East Finchley, London, N2 9ED, United Kingdom
Str. Armeneasca 28/1, office 1, Chisinau MD-2012, Republic of Moldova, Europe
Printed at: see last page
ISBN: 978-620-7-96730-8

Radiação electromagnética no cérebro humano, origem e evolução.

JOSE A. O'DALY CARBONELL. Cidadão americano. País de nascimento: Caracas, Venezuela. Escola secundária: La Salle High School Caracas. Universidade: Universidade Central da Venezuela Caracas: MD. 1958-1964. Doutorado em Medicina. 1965-1968. Universidade Johns Hopkins: Doutoramento. 1967-1971. Publicações em revistas internacionais revistas por pares: 117, Convidado pelo editor: 18 Total: 135.

Resumo

A radiação electromagnética (REM) atraiu a atenção de todo o mundo, pela interação da REM com o cérebro, como o metabolismo e o transporte de neurotransmissores, mensageiros da transmissão sináptica, com papéis críticos no comportamento cognitivo e emocional. A EMR está relacionada com a vida humana e tem origem em telemóveis, fornos de micro-ondas, estações de base de comunicações, linhas de alta tensão e instrumentos electrónicos que aumentam a intensidade da EMR nos espaços habitacionais humanos. As ondas de alta frequência, como os raios cósmicos, gama e X, têm energia suficiente para causar ionização. As ondas electromagnéticas não ionizantes incluem o ultravioleta, a região visível, o infravermelho, as micro-ondas e as ondas de rádio, que são frequentemente utilizadas na vida quotidiana. Os efeitos dos campos electromagnéticos nos sistemas do corpo dependem da frequência da radiação. A Taxa de Absorção Específica (SAR) mede a taxa de energia absorvida pelo corpo humano quando exposto a campos electromagnéticos entre 100 kHz e 10 GHz. O valor da SAR depende da frequência, da direção de incidência, da direção de E-polarização e da estrutura dos diferentes tecidos. O efeito modulador da EMR nos níveis de neurotransmissores em várias regiões do cérebro desempenha um papel crítico no funcionamento do cérebro e pode induzir o desequilíbrio dos neurotransmissores de aminoácidos em várias partes do cérebro. Os neurotransmissores são sintetizados pelas células nervosas e transportados para as vesículas sinápticas das células pré-sinápticas. Através de potenciais de ação, a libertação de transmissores nas terminações sinápticas é mediada por canais de iões de cálcio; os neurotransmissores são depois difundidos através da fenda sináptica e actuam em receptores específicos nos neurónios pós-sinápticos ou nas células efectoras, transferindo assim a informação das pré-sinapses para as pós-sinapses. A ação dos neurotransmissores pode ser interrompida por reciclagem, ou seja, os neurotransmissores em excesso na fenda sináptica são reciclados para os neurónios pré-sinápticos pela ação de vectores pré-sinápticos e são armazenados em vesículas. A atividade dos neurotransmissores também pode ser interrompida por hidrólise enzimática; por exemplo, a dopamina (DA) é inactivada metabolicamente pela ação da monoamina oxidase localizada nas mitocôndrias e da catecol-O-metiltransferase (COMT) localizada no citoplasma. Os neurotransmissores estão envolvidos nos processos de desenvolvimento do cérebro, como a neurotransmissão, a diferenciação e a formação dos circuitos neuronais. Permitem que os neurónios comuniquem entre si e as alterações nos níveis de neurotransmissores específicos estão relacionadas com várias perturbações neurológicas, como a depressão, a esquizofrenia, a doença de Alzheimer e a doença de Parkinson. Como precursor da norepinefrina, o DA é um neurotransmissor chave no hipotálamo e na glândula pituitária. É o principal responsável pela atividade no cérebro associada à recompensa, aprendizagem, emoção, controlo motor e funções executivas. Sugeriu-se que a DA inibe a secreção da hormona libertadora de gonadotropina e que existe uma ligação axonal e uma interação entre a hormona libertadora de gonadotropina e a DA nas terminações nervosas. A deficiência de DA nos gânglios basais é observada em doentes com Parkinsonismo e também tem algum papel na Esquizofrenia, uma vez que a DA estriatal está aumentada e a transmissão cortical de DA está alterada. Como neurotransmissor, a norepinefrina é sintetizada e segregada principalmente por neurónios pós-ganglionares simpáticos e terminações nervosas adrenérgicas no cérebro. Uma pequena quantidade de norepinefrina é produzida na medula suprarrenal como hormona. Pode ligar-se a dois tipos de receptores adrenérgicos, α e β, mas liga-se principalmente aos receptores α1 e α2. A norepinefrina pode ser convertida em epinefrina através da N-metilação. A libertação de norepinefrina no cérebro desempenha um papel no stress, na atenção, no sono, na inflamação e nas respostas do sistema nervoso autónomo. A 5-hidroxitriptamina (5-HT) é sintetizada em massa no trato gastrointestinal, nas células enterocromafins, enquanto apenas uma pequena percentagem é produzida no sistema nervoso. No cérebro, os corpos celulares da 5-HT, localizados principalmente nos núcleos da rafe, enviam axónios para quase todas as regiões cerebrais. Como neurotransmissor inibitório, a 5-HT distribui-se sobretudo na glândula pineal e no hipotálamo, especialmente no córtex cerebral e nas sinapses neurais. A 5-HT contribui para a regulação de funções fisiológicas como o humor, a alimentação, a cognição, a memória, a dor, o sono e a manutenção da temperatura corporal, e estas funções fisiológicas são indicadores de lesões cerebrais induzidas pela radiação electromagnética. O glutamato é o principal neurotransmissor excitatório do sistema nervoso. Os receptores de glutamato distribuem-se nos neurónios e na glia do cérebro e da medula espinal. O terminal C e a espinha dorsal de carbono do glutamato derivam da glucose. Depois de atravessar a barreira hemato-encefálica através dos pés terminais astrocíticos, a glucose é decomposta em ácido pirúvico através da glicólise no citosol. Em seguida, o ácido pirúvico entra no ciclo do ácido tricarboxílico (TCA) e é gerado α-cetoglutarato. O ácido pirúvico é finalmente transmitido para receber um grupo amino doado pela leucina, isoleucina e valina, aspartato, ácido γ-aminobutírico (GABA) e alanina. O glutamato actua também como precursor metabólico do GABA e como componente de vários derivados de aminoácidos, como o antioxidante glutatião. Estudos metabólicos mostraram que toda a glicose é convertida em glutamato no SNC, o que indica o papel fundamental do glutamato em múltiplos aspectos da fisiologia cerebral. Para além do glutamato, o aspartato é outro neurotransmissor excitatório com concentrações elevadas no SNC. As enzimas sintéticas e metabólicas tanto do glutamato como do aspartato estão localizadas nos neurónios e nas células gliais, especialmente nas mitocôndrias dos neurónios envolvidos no ciclo TCA do metabolismo da glicose. Utilizando o ácido oxaloacético como matéria-prima, catalisado pela aminotransferase, o aspartato é sintetizado e armazenado nos terminais dos axónios. Quando os impulsos nervosos são transmitidos para os terminais axonais, o glutamato e o aspartato são libertados pela membrana pré-sináptica e difundem-se rapidamente para a membrana pós-sináptica; aqui, ligam-se aos receptores correspondentes e provocam a abertura de portas de canais de sódio e potássio para produzir efeitos excitatórios. A membrana pré-sináptica e as células gliais recaptam uma pequena quantidade de glutamato e aspartato. O GABA e a glicina são os principais neurotransmissores inibitórios do cérebro e o GABA é um neurotransmissor importante para cerca de 50% dos locais sinápticos do sistema nervoso central. O GABA desempenha um papel fundamental no córtex cerebral, hipocampo, tálamo, gânglios basais e cerebelo, e tem um papel regulador em várias funções do organismo, como a regulação da emoção, da memória e do sono, anti-hipertensão, anti-fadiga, analgesia, o GABA é produzido nas terminações nervosas catalisadas pela glutamato descarboxilase. Após a libertação da membrana pré-sináptica, a maior parte do GABA difunde-se para a membrana pós-sináptica, causando um efeito inibitório na membrana pós-sináptica. A membrana pré-sináptica e as células gliais recaptam algumas moléculas de GABA, que são convertidas em semi-formaldeído succínico nas mitocôndrias e depois convertidas em ácido succínico, que participa no ciclo do ácido tricarboxílico e fornece uma pequena parte da energia às células gliais e aos terminais neurais. Os péptidos opióides incluem as β-endorfinas, as encefalinas e as dinorfinas, com uma atividade semelhante à da morfina no cérebro. São receptores acoplados à proteína G. Os receptores opióides endógenos podem inibir a adenosina ciclase, reduzir as correntes dos canais de cálcio dependentes da voltagem ou ativar os canais de potássio, o que resulta numa diminuição da excitabilidade da membrana e da libertação de transmissores, participando assim na regulação dos processos de aprendizagem e memória. Os péptidos opióides incluem as β-endorfinas, as encefalinas e as dinorfinas, que são péptidos com atividade semelhante à da morfina no cérebro. Os receptores opióides são receptores acoplados à proteína G. Os receptores opióides endógenos podem inibir a adenosina ciclase, reduzir as correntes dos canais de cálcio dependentes da voltagem ou ativar os canais de potássio, o que resulta numa diminuição da excitabilidade da membrana e da libertação de transmissores, participando assim na regulação dos processos de aprendizagem e memória. O óxido nítrico (NO) actua como um mensageiro retrógrado nas alterações da plasticidade sináptica e nos efeitos da potenciação a longo prazo. Um aumento da excitabilidade e/ou da eficiência cortical durante a exposição a EMR pode persistir durante vários minutos após a exposição. Além disso, a exposição a EMR induziu também um aumento do metabolismo cerebral (PET), uma diminuição da atividade alfa, um aumento da atividade de frequências beta e gama altas, um aumento do tempo de reação e uma perturbação do EEG do sono. A membrana é o primeiro e um importante alvo das EMR nas células. A lesão da membrana celular pode resultar em alterações dos neurotransmissores no cérebro. Compreender os efeitos da EMR nos neurotransmissores é fundamental para determinar melhor os alvos da EMR nas células. As EMR podem alterar a permeabilidade da membrana celular, tais como alterações no cálcio, na distribuição iónica e na permeabilidade dos iões. O cálcio é uma das substâncias sinalizadoras importantes, e um desequilíbrio da homeostase do cálcio pode alterar muitas funções da célula. A exposição a EMR pode alterar os canais e receptores de cálcio na membrana celular e influenciar o transporte de iões de cálcio através da membrana celular, que desempenham um papel importante nas vias de sinalização celular e, por sua vez, podem afetar a resposta dos neurotransmissores. O número de canais de cálcio abertos aumentou com a presença de CEM, o que pode resultar no aumento da concentração de cálcio intracelular sob exposição a CEM. Além disso, as alterações dos níveis de cálcio intracelular podem desencadear uma ação sináptica invulgar ou causar apoptose neuronal. Isto, por sua vez, pode influenciar a neurotransmissão do processo de aprendizagem e memória. Os neurotransmissores e os seus receptores estão envolvidos em vários sinais relacionados com a proliferação celular, a apoptose, a diferenciação e a inflamação. O cruzamento entre a neurotransmissão e a sinalização celular pode, por sua vez, afetar o metabolismo e o transporte dos neurotransmissores. As exposições a EMR produzem os principais efeitos fisiopatológicos através da sinalização excessiva de cálcio e da via do peroxinitrito, e os diversos efeitos não térmicos da EMR são produzidos através da ativação de VGCC. Como fonte de energia da célula, a reação do cálcio mitocondrial foi influenciada pelas alterações nas vias de sinalização do cálcio em resposta aos efeitos da exposição a EMR, que podem causar a ativação de processos de radicais livres e a produção excessiva de espécies reactivas de oxigénio (ROS) nos neurónios. Devido à dependência da fosforilação oxidativa para obter energia, os neurónios são vulneráveis ao stress oxidativo em comparação com outras células. Durante a exposição a EMR, a ocorrência de um desequilíbrio entre oxidantes e antioxidantes no cérebro conduz ao stress oxidativo. Tanto o NO como o superóxido são elevados pelo aumento do cálcio, resultando no aumento dos níveis de peroxinitrito. Os vários oxidantes actuam para produzir uma atividade NF-kappa B (NF-κB) muito elevada, conduzindo à inflamação. Além disso, a sinalização NF-κB está implicada na resposta imunitária neural, na plasticidade sináptica, na aprendizagem e na memória, na neuroprotecção e na neurodegeneração. Foi demonstrado que a exposição a EMR leva a uma regulação positiva de elementos pertencentes a vias apoptóticas, o que resulta em apoptose neuronal. Os mecanismos prováveis são atribuídos principalmente ao aumento da produção de ROS após a exposição a EMR. A energia das radiações não ionizantes não é suficiente para quebrar diretamente as ligações químicas, pelo que a ocorrência de danos no ADN com exposições a EMR não ionizantes é principalmente uma consequência da geração de ROS, seguida de stress oxidativo. Numerosas experiências com animais demonstraram claramente que as EMR não térmicas podem causar stress oxidativo, particularmente no cérebro. A exposição a EMR não térmicos de 900 MHz ou 2,45 GHz em ratos, quer a curto quer a longo prazo, pode provocar disfunção neuronal e apoptose das células piramidais do hipocampo. Dadas as dramáticas diferenças comportamentais entre os humanos modernos e outros animais, é razoável esperar alterações igualmente notáveis na organização cerebral. Como Darwin observou em The Descent of Man (1871), existe uma ligação entre a nossa inteligência e o nosso cérebro alargado, que aumentou de tamanho cerca de três vezes desde o último antepassado comum (LCA) partilhado pelos hominídeos, a linhagem que inclui os humanos modernos e os nossos parentes próximos fósseis, antepassados, panins e chimpanzés, bonobos e os seus parentes próximos fósseis e antepassados. Uma vez que um cérebro de grandes dimensões distingue tão claramente os humanos modernos, muitas teorias da evolução cognitiva humana consideram apenas esta variável anatómica para explicar a miríade de comportamentos especializados que os seres humanos apresentam.

Palavras-chave: Radiação electromagnética, Cérebro humano, Neurotransmissores, Sinapse, Neurónios, Doença de Parkinson, Esclerose múltipla, Doença de Huntington, Óxido nítrico, ADN, Células gliais, Dopamina, TCA, GABA. Membrana celular, Receptores opióides, Último ancestral comum,

Índice

Introdução

A análise das radiações electromagnéticas (REM) tem-se generalizado na civilização moderna e os seus efeitos biológicos têm atraído a atenção de todo o mundo, sobretudo a interação das REM com os órgãos humanos, especialmente o cérebro, um órgão sensível às REM. Numerosos estudos têm-se centrado nos efeitos neurobiológicos das REM, como o metabolismo e o transporte de neurotransmissores, mensageiros da transmissão sináptica, com papéis críticos no comportamento cognitivo e emocional [1].

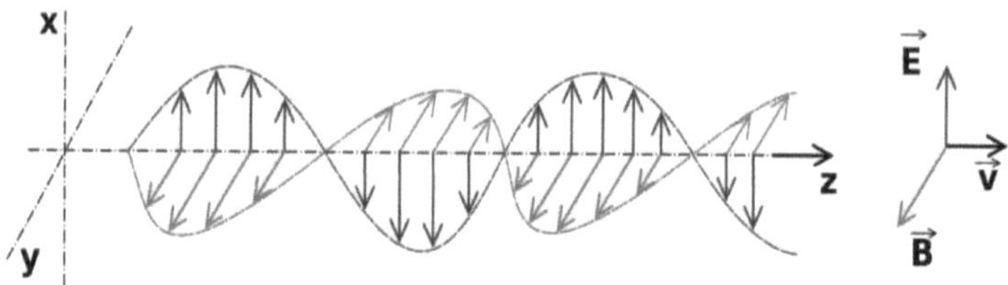

Fig 1. Uma onda electromagnética linearmente polarizada que se desloca no eixo z, com E a indicar o campo elétrico e a perpendicular B a indicar o campo magnético Por Super Manu - Self, Trabalho próprio baseado em: Onde electromagnetique.png, CC BY-SA 3.0, https://commons.wikimedia.org/w/index.php?curid=2107870.

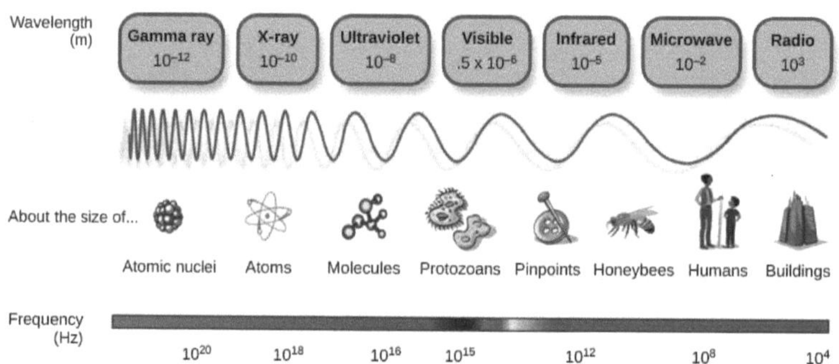

Fig. 2. Ondas electromagnéticas de diferentes frequências. Bing.com

A EMR está relacionada com a vida humana e tem origem em vários sistemas eléctricos, como telemóveis, fornos de micro-ondas, estações de base de comunicações, linhas de alta tensão, instrumentos electrónicos e outros equipamentos electromagnéticos. A EMR produz várias ondas electromagnéticas de diferentes frequências (Fig. 2), o que resulta no aumento da intensidade da EMR nos espaços habitacionais humanos. As ondas de alta frequência, como os raios cósmicos, gama e X, têm energia suficiente para causar ionização. As ondas electromagnéticas não ionizantes, incluindo o ultravioleta, a região visível, o infravermelho, as micro-ondas e as ondas de rádio, são frequentemente utilizadas na vida quotidiana, especialmente os campos electromagnéticos de radiofrequência (CEM-RF, 30 kHz-300 GHz) para comunicações e os CEM de frequência extremamente baixa (CEM-FEL, 3 Hz-3 kHz) gerados pela eletricidade. A RF é também vulgarmente designada por radiação de micro-ondas (MW). O impacto dos CEM na saúde humana também tem atraído gradualmente a atenção, tendo sido observada a modulação da conetividade funcional do cérebro no corpo humano [2] , [3] , [4].

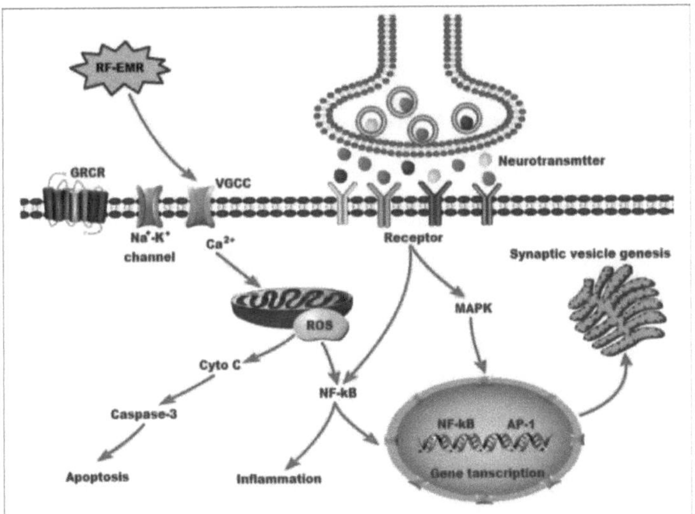

Fig. 3. Os efeitos da exposição à RF-EMR nos neurotransmissores do cérebro e os possíveis mecanismos subjacentes. A exposição a EMR aumenta de facto o cálcio intracelular e a formação de ROS, o que acabaria por alterar a função celular e conduzir a numerosos efeitos biológicos, incluindo o desequilíbrio dos neurotransmissores.

Também é possível que os vários efeitos da neurotransmissão após a exposição a EMR em animais se devam a efeitos combinados em várias regiões do cérebro, tais como alterações neurofisiológicas, aumento do cálcio e do sistema operativo do robô (ROS) e, por conseguinte, danos na membrana celular e alterações de sinalização a jusante. Um desequilíbrio na excitação-inibição dos neurónios resultante de alterações dos neurotransmissores alteraria o comportamento, e poderia fazê-lo sem alterações estruturais evidentes. Atualmente, os mecanismos neuroquímicos da exposição a EMR ainda não são claros. São necessários mais estudos a este respeito, que revelarão uma imagem muito mais clara dos mecanismos cerebrais causados pelas EMR.

Os efeitos da EMR nos sistemas corporais podem depender da frequência de qualquer radiação, pelo que os parâmetros da EMR constituem um desafio para uma revisão da literatura. A Taxa de Absorção Específica (SAR) mede a taxa de energia absorvida pelo corpo humano quando exposto a campos electromagnéticos entre 100 kHz e 10 GHz. Com a unidade de watt por quilograma (W/kg), a SAR reflete a potência absorvida por massa de tecido. O valor da SAR depende da frequência, da direção de incidência, da direção de epolarização e da estrutura dos diferentes tecidos. Até à data, os valores de SAR variam entre 10^{-4} e 35 W/kg nos estudos relatados sobre os bioefeitos da radiação de micro-ondas. Numerosos estudos mostraram que o sistema nervoso é um importante sistema de órgãos-alvo sensível à EMR.

A exposição a campos electromagnéticos pode causar alterações estruturais e funcionais no sistema nervoso [5] , [6] , [7] , [8].

Os neurotransmissores são substâncias químicas específicas que actuam como mensageiros durante a transmissão sináptica no sistema nervoso. Muitos estudos demonstraram que a EMR afecta o metabolismo e o transporte dos neurotransmissores [9]. Sabe-se que os circuitos neurais são a base estrutural da função cerebral e que o cérebro funciona através da interação de várias regiões cerebrais e de muitos neurotransmissores. Consequentemente, o efeito modulador da EMR nos níveis de neurotransmissores em várias regiões do cérebro pode desempenhar um papel crítico no funcionamento do cérebro. De acordo com muitos estudos, a exposição à RF-EMR pode induzir o desequilíbrio dos neurotransmissores de aminoácidos em várias partes do cérebro [10] , [11].

Organização da maquinaria de libertação pré-sináptica

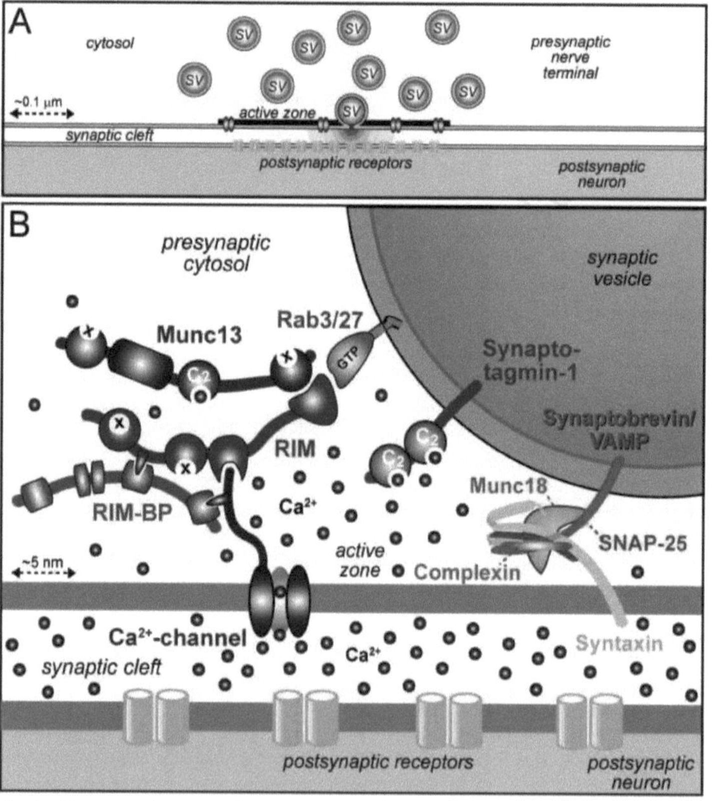

Fig. 4. A. Desenho de uma sinapse com vesículas sinápticas (SV), uma zona ativa

contendo canais de Ca2+ (azul) e um conjunto de receptores pós-sinápticos (laranja). Uma vesícula na zona ativa é representada no processo de fusão, com neurotransmissores vermelhos a sair do poro de fusão. B. Esquema da maquinaria molecular que medeia a fusão de vesículas activada por Ca2+. O desenho mostra um segmento de uma vesícula sináptica acoplada no canto superior direito e a zona ativa pré-sináptica no meio. Os três elementos funcionais da maquinaria de libertação de neurotransmissores estão representados da direita para a esquerda. À direita, é apresentada a máquina de fusão central composta pelo complexo de proteínas SNARE/SM; esta máquina inclui as proteínas SNARE sinaptobrevina/VAMP, sintaxina-1 e SNAP-25 e a proteína SM Munc18-1. O sensor de Ca2+ sinaptotagmina-1 está representado no meio; é composto por uma sequência intravesicular curta, uma única região transmembranar e dois domínios C2 citoplasmáticos que ligam Ca2+ e funciona utilizando a complexina (ligada ao complexo SNARE) como assistente. O complexo proteico da zona ativa que contém RIM, Munc13 e RIM-BP e um canal de Ca2+ na membrana plasmática pré-sináptica é apresentado à esquerda. Neste complexo proteico, a ligação da RIM a proteínas-alvo específicas coordena as três funções da zona ativa: A ligação do RIM às proteínas rab vesiculares (isoformas Rab3 e Rab27) medeia o acoplamento das vesículas; a ligação do RIM ao fator de priming central Munc13 ativa o priming das vesículas; e a ligação do RIM ao canal de Ca2+, tanto direta como indiretamente através do RIM-BP, recruta os canais de Ca2+ a 100 nm das vesículas acopladas para um rápido acoplamento excitação-secreção. A conceção global da maquinaria de libertação de neurotransmissores aqui descrita permite, num único nanodispositivo, desencadear rápida e eficazmente a libertação em resposta a um potencial de ação, combinando uma máquina de fusão com um ativador de Ca2+ e um complexo de proteínas da zona ativa que posiciona todos os elementos na proximidade adequada

Um quadro molecular para a libertação

O trabalho realizado ao longo das duas décadas e meia de vida do Neuron! produziu uma estrutura geral para compreender a libertação de neurotransmissores que será brevemente resumida a seguir (Fig. 4) [12] , [13] , [14].

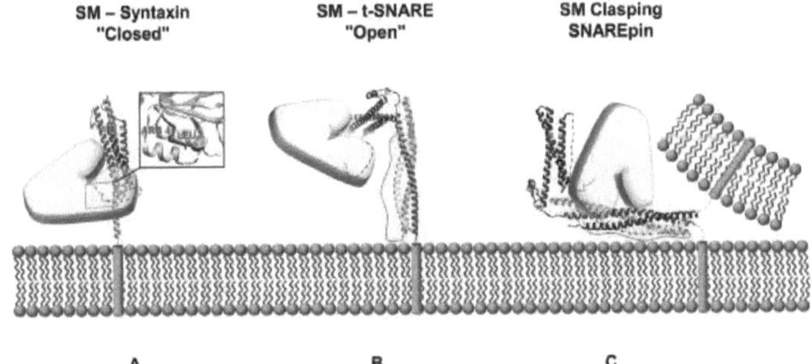

Fig. 5. As proteínas SM foram concebidas para se ligarem a quatro feixes de hélices. (**A**) A conformação "fechada" da Sintaxina-1A, na qual a proteína SM Munc18-1 se liga ao feixe de quatro hélices composto pela hélice do motivo Soluble **NSF N-Ethylmaleimide Sensitive Fator Attachment Protein Recetor (SNARE)** (quarta hélice, a vermelho;

adaptado de [15]. Este estado fechado só foi encontrado até à data nas sintaxinas envolvidas na exocitose. Inserção: As proteínas SM estão universalmente ligadas aos domínios Habc por uma sequência especializada no terminal N de Habc (identificada como N-peptídeo; adaptado de [15] ,[16] , [17]. (**B**) A conformação aberta de um complexo t-SNARE, que consiste num t-SNARE e na sua proteína SM cognata ligada ao péptido N do domínio Habc da sua sintaxina. Pensa-se que este é o estado universal em que os t-SNAREs estão abertos (ou seja, reactivos) com os v-SNAREs cognatos para formar complexos transSNARE (**C**) que resultam em fusão. O posicionamento dos domínios proteicos em B e C é arbitrário. O painel C ilustra as SNAREs e as proteínas SM, a maquinaria universal de fusão.

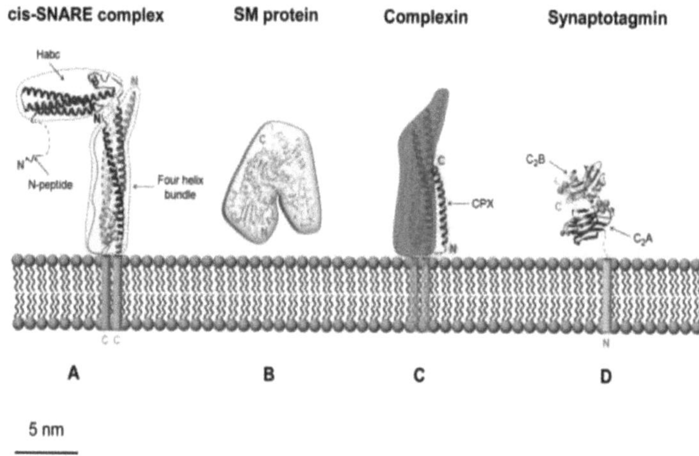

Fig. 6. Estrutura das proteínas SNARE e SM e de algumas proteínas que se ligam a elas. (**A**) Complexo SNARE, também chamado complexo cis-SNARE de VAMP/synaptobrevin-2 (hélice azul), Syntaxin-1A (hélice vermelha) e SNAP-25 (hélices verdes e amarelas para os domínios N- e C-terminal, respetivamente; adaptado de [18]. O domínio Habc da Syntaxin-1A, hélices castanhas, adaptado de [15], está posicionado arbitrariamente. (**B**) Uma proteína SM, realçando a sua estrutura em forma de arco. (**C**) A complexina, ligada ao complexo SNARE, Complexina-1, representada a magenta, tem uma região helicoidal que se liga à interface de v- e t-SNARE numa orientação anti-paralela. (**D**) Synaptotagmin, o sensor de cálcio para a transmissão sináptica síncrona, Synaptotagmin-1, adaptado de [19] , [20] com os seus domínios c2 proximal (c2A) e distal (c2B) da membrana marcados, e a posição dos iões de cálcio críticos ligados (laranja) mostrada. Todas as proteínas estão à mesma escala e a espessura da bicamada está aproximadamente à mesma escala.

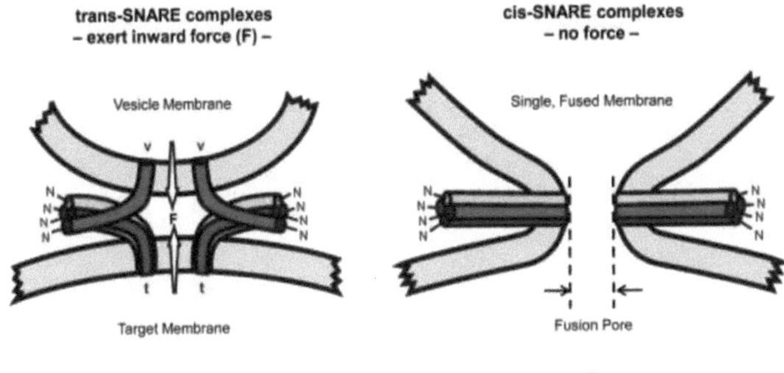

Fig 7. (**A**) O modelo de fecho de correr para a fusão de membranas catalisada por SNARE. Três hélices ancoradas numa membrana (o t-SNARE) juntam-se com a quarta hélice ancorada na outra membrana (v-SNARE) para formar complexos trans-SNARE, ou pinos SNARE. A montagem processa-se progressivamente a partir dos terminais N distais da membrana em direção aos terminais C proximais da membrana dos SNAREs. Isto gera um vetor de força interna (F) que puxa as bicamadas, forçando-as a fundir-se. O fecho completo é estericamente impedido até ocorrer a fusão, pelo que a fusão e a conclusão do fecho estão termodinamicamente ligadas. (**B**) Portanto, quando a fusão ocorre, a força desaparece e os SNAREs estão no complexo cis-SNARE de baixa energia. Os dados actuais sugerem que a formação de complexos SNARE promove a fusão das membranas através de uma simples força mecânica, uma vez que as suas âncoras membranares, normalmente polipeptídicas, podem ser substituídas por estruturas lipídicas passivas que abrangem ambos os folhetos. Além disso, a região de ligação entre o motivo SNARE e a região transmembranar é fundamental como transdutor de força que traduz a energia libertada durante o fecho do complexo trans-SNARE numa força catalítica que funde as bicamadas opostas.

Expressão e purificação de proteínas.

Os mutantes de TwoM. *Jannaschii* MJ0796 foram expressos em *E. coli* e purificados: MJ0796-G174W (MJ) e MJ0796-G174W-E171Q (MJI). O ADN de MJ foi sintetizado (Genscript, Piscataway, NJ) e o mutante MJI foi gerado por mutagénese dirigida ao local. O ADN foi clonado em pET19b (EMD Biosciences, Rockland, MA) e as sequências foram confirmadas. A expressão da proteína em *E. coli* BL21- CodonPlus (DE3)-RILP (Agilent Technologies, Santa Clara, CA) foi induzida com 1 mM de isopropil-β-D-tiogalactopiranosídeo durante 2 h a 37 °C. As proteínas foram purificadas segundo métodos previamente descritos [18], tendo todos os procedimentos sido efectuados a 4 °C. As células foram rompidas com um microfluidificador em tampão de lise (50 mM NaCl, 1 mM EDTA, 4 mm (cerca de 0,16 in) DTT, 50 mM Tris/HCl (pH 7,6)) com a adição de 1 mM PMSF. O lisado foi centrifugado durante 15 minutos a 30 000 × *g* e o sobrenadante foi diluído 2 vezes com tampão sem NaCl (1 mM EDTA, 1 mM DTT, 50 mM Tris HCl (pH 7,6)) e filtrado através de um filtro de seringa de acetato de celulose sem tensioactivos de 0,45 μm (Corning, NY) antes de ser carregado numa coluna de permuta aniónica Mono Q (HiPrepQ FF16, GE Healthcare). Para a eluição, a [NaCl] foi aumentada linearmente de zero para 1 M numa solução com a composição do tampão de lise, com exceção da [NaCl]. O processo produz uma proteína altamente purificada que pode ser utilizada para estudos bioquímicos e biofísicos, incluindo a cristalização. Para algumas experiências, a preparação purificada por permuta aniónica foi submetida a cromatografia de exclusão de tamanho em coluna Superdex HR200 10/300 GL, GE Healthcare, para obter uma amostra homogénea de proteína pura monodispersa (Fig.7). As fracções que contêm a proteína recombinante foram armazenadas a -80 °C. A taxa de hidrólise de ATP por MJ determinada utilizando γ-P^{32} ATP foi de 0,16 ± 0,01 s, enquanto a de MJI em condições semelhantes foi indetetável.

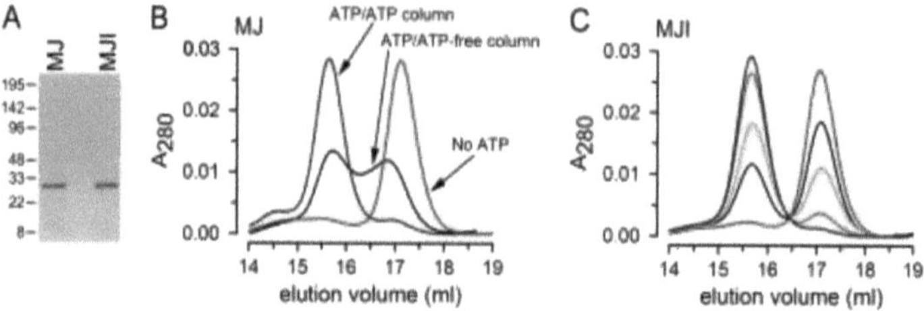

Fig. 8. Dimerização de NBD dependente de ATP. **A,** gel corado com azul de Coomassie de MJ e MJI purificados (aproximadamente 3,5 µg de proteína por pista. As posições dos marcadores de peso molecular são indicadas à esquerda. **B,** análise de filtração em gel de MJ purificada executada conforme descrito em Procedimentos experimentais. Traço vermelho (sem ATP), MJ equilibrada com 1 mM de EDTA e sem ATP e eluída sem ATP; traço azul (coluna ATP/ATP), MJ equilibrada com 1 mM de ATP e 1 mM de EDTA, injetada na coluna pré-equilibrada com 1 mM de ATP e eluída com a mesma solução; traço preto (coluna sem ATP/ATP), MJ equilibrada com 1 mM de EDTA e 1 mM de ATP e eluída sem ATP. *Â280* é a absorvância medida a 280 nm normalizada para a área de absorvância total. **C,** análise de filtração em gel da MJI purificada. A MJI foi equilibrada com 1 mM de EDTA e zero ATP *(vermelho),* 5 µM de ATP *(preto),* 10 µM de ATP *(verde),* 20 µM de ATP *(rosa)* ou 40 µM de ATP *(azul).* Em todos os casos, a coluna foi pré-equilibrada com uma solução sem ATP e sem EDTA, uma solução também utilizada para a eluição [21].

De um modo geral, a fusão é impulsionada por um ciclo dependente de ATP de associação e dissociação de SNARE. Neste ciclo, a fusão da bicamada está termodinamicamente associada à dobragem exergónica das proteínas SNARE, seguida da sua desdobragem endergónica por uma ATPase especializada (NSF) que as devolve ao seu estado inicial para uma nova ronda. Este mecanismo termodinâmico simples foi demonstrado na fusão espontânea de vesículas lipídicas artificiais contendo proteínas v- e t- SNARE purificadas [22]. Uma vez montados, os complexos **NSF N-Etilmaleimida Recetor de Proteína de Fixação de Fator Sensível (SNARE)** são reciclados pela ATPase NSF e pela sua proteína adaptadora, SNAP, ligando-se esta última diretamente ao complexo SNARE [23] , [24]. A NSF é um hexâmero que, presumivelmente, utiliza 3-6 ATP, com cada ciclo catalítico a totalizar cerca de 20-40 kcal/mole para romper o complexo SNARE. As proteínas SNARE são diversas, tipicamente com 20-30% de identidade de sequência proteica como uma superfamília, mas cada uma contém um "motivo SNARE" caraterístico de ~70 resíduos com repetições heptadecimais [25]. É este motivo que forma o feixe de quatro hélices. A maioria das proteínas SNARE, mas não todas, estão ancoradas à membrana nas suas extremidades terminais carboxilo e contêm um único motivo SNARE, exceto as SNARE da classe SNAP, que contêm dois motivos e são especializadas na exocitose. Dentro do feixe de quatro hélices, distinguem-se estruturalmente quatro classes de motivos SNARE, designados por motivos R-, Qa-, Qb e Qc-SNARE. Todos os complexos SNARE contêm um membro de cada classe, o que é designado por regra R/Q, correspondendo o R-SNARE normalmente ao v-SNARE e os Q-SNAREs normalmente aos t-SNAREs. Frequentemente, o v-SNARE é posicionado exclusivamente numa membrana separada dos três t-SNAREs para que a fusão ocorra [26]. Esta restrição topológica revela papéis distintos, mas não bem compreendidos, para os componentes v- e t-SNARE no mecanismo de geração de força.

Embora seja claro que os SNAREs impulsionam a fusão termodinamicamente, as estimativas da potência catalítica variam muito entre os tipos de sistemas definidos onde a cinética dos SNARE isolados pode ser estudada. A cinética de fusão varia de cerca de 10 segundos para eventos únicos [27] , [28] a 10 minutos para populações nos estudos mais antigos [29] e depende fortemente da concentração do recetor da proteína de ligação do fator sensível à N-etilmaleimida (SNARE) e da arquitetura local da membrana, indicando que pode ser necessária uma proteína adicional em condições fisiológicas. As proteínas SM podem ser dispensadas in vitro em concentrações elevadas de SNARE, mas como veremos agora, o sistema in vivo requer universalmente uma proteína SM como subunidade do complexo t-SNARE para fixar os complexos SNARE em formação.

Proteínas SM - Pinos SNARE de ligação

As proteínas SM têm sido associadas à fusão de membranas desde que a proteína sináptica SM (Munc18-1) foi isolada ligada à sintaxina-1 t-SNARE sináptica [29], mas só recentemente surgiu uma visão clara da doença de Parkinson, da esclerose múltipla e da doença de Huntington sobre o modo como as proteínas SM actuam na fusão. As proteínas SM associam-se às proteínas SNARE de várias formas, incluindo como grampos que ligam os componentes v-SNARE e t-SNARE dos complexos SNARE de fecho de correr. As proteínas SM (Fig. 5 B) são compostas por uma sequência conservada de cerca de 600 aminoácidos que se dobra numa estrutura em forma de arco [15]. As proteínas SM interagem com as SNAREs de diferentes formas. Em primeiro lugar, ligam-se à subunidade sináptica individual t-SNARE syntaxin-1, formando um complexo que inclui parte do motivo SNARE, desactivando assim a formação de complexos SNARE (Fig. 4A). Para além do seu motivo SNARE, a sintaxina-1 também contém um feixe de três hélices que compreende o seu domínio N-terminal globular "Habc", que se dobra para trás e liga o motivo SNARE helicoidal para formar a conformação "fechada" da sintaxina [15] , [17]. Neste arranjo, a proteína SM prende estas quatro hélices - as três do domínio Habc e a quarta do motivo SNARE. Apenas as sintaxinas da superfamília SNARE assumem uma conformação fechada intramolecular tão estável, mas esta estrutura revela uma caraterística geral das proteínas SM: elas são fundamentalmente concebidas para prender um feixe de quatro hélices. Como veremos em breve, este também pode ser o feixe de quatro hélices de um pino SNARE com fecho de correr.

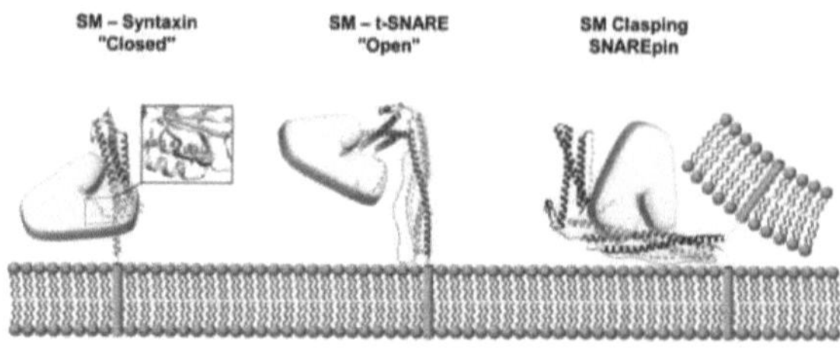

Fig 9. As proteínas SM foram concebidas para se ligarem a feixes de quatro hélices. (**A**) A conformação "fechada" da sintaxina-IA, na qual a proteína SM Munc18-1 se liga ao feixe de quatro hélices composto pelo domínio Habc da própria sintaxina, três hélices, a castanho, e pela quarta hélice do seu próprio motivo SNARE, a vermelho; adaptado de [15]. Este estado fechado só foi encontrado até à data nas sintaxinas envolvidas na exocitose. Inserção: As proteínas SM estão universalmente ligadas aos domínios Habc por uma sequência [15] , especializada no terminal N de Habc (identificada como N-peptídeo; adaptado de [15] , [16] , [17]. (**B**) A conformação "aberta" de um complexo t-SNARE, que consiste num t-SNARE e na sua proteína SM cognata ligada ao péptido N do domínio Habc da sua sintaxina. Pensa-se que este é o estado universal em que os t-SNAREs estão abertos (ou seja, reactivos) com os v-SNAREs conhecidos para formar complexos trans-SNARE (**C**), resultando em fusão. O posicionamento dos domínios proteicos em B e C é arbitrário. O painel C ilustra as proteínas SNARE e SM, a maquinaria universal de fusão.

A descoberta inicial deste modo de ligação à conformação fechada da sintaxina-1 levou à sugestão de que as proteínas SM actuam como reguladores negativos. No entanto, uma proteína SM é positivamente necessária em todas as reacções de fusão e todos os rastreios genéticos que envolvem reacções de fusão identificaram, entre outros genes, os que codificam proteínas SM (por exemplo, ver [30] , [31]. Além disso, a deleção genética reversa da principal proteína sináptica SM (Munc18-1) bloqueia a exocitose sem alterar a formação de sinapses [32], ainda mais completamente do que o forte efeito da deleção de VAMP/sinaptobrevina [33]. Assim, as proteínas SM não podem ser apenas reguladores negativos.

Recentemente, esta lacuna mecanicista foi resolvida quando se descobriu um segundo mecanismo distinto de interação entre as proteínas SM e SNARE Fig. 8B que explica como as proteínas SM podem promover a fusão. Neste caso, a proteína SM é ancorada pelo seu lóbulo N-terminal a uma sequência peptídica N-terminal específica da sintaxina [16] , [17]. Esta ligação deixa o corpo em forma de arco da proteína SM livre para se dobrar para trás no pino SNARE e prender-se através do feixe de quatro hélices em zíper perto da membrana Fig 8C.Naturalmente, isto só pode acontecer quando o v-SNARE (uma hélice) se combina com o t-SNARE (três hélices) para formar quatro hélices, permitindo potencialmente que as proteínas SM cooperem na montagem e organização do complexo trans-SNARE, espacial e temporalmente, estimulando assim a fusão mediada por SNARE após a ligação ao terminal N da sintaxina [34] , [17]. A mutagénese orientada e os estudos biofísicos indicam que a proteína SM contacta com resíduos na superfície tanto do v- como do t-SNARE no complexo SNARE [34] , [17] . como seria de esperar do clasping (Fig. 8C).

Assim, as proteínas SM são - juntamente com as proteínas SNARE - os componentes universais da maquinaria de fusão, igualmente essenciais para a fusão de membranas na célula (Fig. 4) e capazes de promover a especificidade compartimental [35]. No entanto, este requisito claro in vivo para as proteínas SM não era evidente em ensaios de fusão definidos, que, em retrospetiva, tinham utilizado concentrações não fisiologicamente elevadas de SNAREs. Ao maximizar a fusão por SNAREs na ausência de proteínas SM, os sistemas definidos estabeleceram, de facto, a suficiência termodinâmica inerente das proteínas SNARE (Soluble NSF N- Ethylmaleimide Sensitive Fator Attachment Protein Recetor) para a fusão, mas, ao mesmo tempo, contornaram de alguma forma o requisito vital das proteínas SM na complexidade de um ambiente celular. Atribuímos esta diferença às concentrações relativamente baixas de SNARE nas células, presumivelmente mantidas baixas para permitir uma regulação eficaz da sua atividade [35].

Ainda não se sabe exatamente como é que as proteínas SM cooperam com os complexos SNARE para a fusão. Foi sugerido um papel cinético no qual as proteínas SM cooperam com os SNAREs ajudando-os a reunir-se em arranjos topológicos produtivos na interface de duas membranas, tais como arranjos em forma de anel que poderiam facilitar a abertura de poros de fusão, possivelmente restringindo a difusão dos SNAREs no espaço entre as membranas em fusão [36]. Assim, as proteínas SM actuam provavelmente como catalisadores das SNAREs que, por sua vez, são catalisadores da fusão das membranas. O complexo homotípico de fusão e seleção de proteínas (HOPS) que contém a proteína SM Vps33 parece atuar desta forma [37]. Notamos também que a ligação da proteína SM às proteínas SNARE desempenha provavelmente funções adicionais na fusão que se fundem perfeitamente com os seus papéis universais na fusão, por exemplo, na ligação de vesículas e na regulação da velocidade da fusão [38]. Em suma, a maquinaria de fusão universal (Figura 3C) consiste numa proteína v-SNARE e num complexo t-SNARE, este último composto por uma "cadeia pesada" de sintaxina com uma ou duas "cadeias leves" SNARE não sintaxina associadas e uma proteína SM cognata ligada ao terminal N da sintaxina. O complexo t-SNARE liga o v-SNARE cognato na membrana oposta e, à medida que estes dois SNAREs se aproximam da membrana, a proteína SM coopera na fusão, pelo menos em parte, apertando circunferencialmente o complexo trans-SNARE em formação.

Complexinas que lutam com SNAREs para a transmissão sináptica

As diferentes reacções de fusão intracelular estão sujeitas a processos reguladores distintos que adaptam a maquinaria universal de fusão à fisiologia do organismo. Estes reguladores evitam eventos de fusão desenfreados que, de outra forma, ocorreriam porque a fusão da membrana é impulsionada por um processo termodinamicamente espontâneo de dobragem de proteínas. Igualmente importante é o facto de estes reguladores colocarem a maquinaria de fusão num estado ativo para permitir uma fusão rápida e síncrona em resposta a um estímulo. Ao agarrarem ou agarrarem as SNAREs a curta distância, as proteínas reguladoras podem realizar um aperto e ativação ordenados, mantendo a maquinaria num estado de ativação que apenas necessita de um pequeno estímulo para avançar. Uma garra pode ser utilizada para impedir ou induzir uma ação; por outras palavras, pela sua natureza, as garras podem inibir um processo, ativar um processo ou ambos em condições diferentes. A complexina e a sinaptotagmina são, provavelmente, as proteínas de ligação mais bem conhecidas na fusão de membranas [39]. Em conjunto, estas duas proteínas são responsáveis pela regulação e sincronização precisas da secreção de hormonas, como a insulina do pâncreas, e da libertação de neurotransmissores na sinapse, esta última subjacente a todo o processamento de informação no cérebro. Como descreveremos agora, as SNAREs sinápticas e outras SNAREs exocíticas são primeiro activadas e depois bloqueadas pela complexina [40] , [41] , [42] e, finalmente, desencadeadas pela ligação do Ca2+ à sinaptotagmina, que inverte a ação da complexina e permite que a fusão seja concluída [43] , [44]. Na sinapse, em qualquer momento, há apenas um punhado de vesículas sinápticas acopladas à membrana plasmática pré-sináptica, e estas são as mais avançadas no processo de fusão, referidas como estando preparadas para a fusão ou prontamente libertáveis. Quando o Ca2+ entra no terminal nervoso como resultado de um potencial de ação que chega, esteião desencadeia seletivamente a fusão destas poucas vesículas, muitas vezes em menos de um milissegundo, mais rapidamente do que qualquer outro evento de fusão da membrana [45]. As vesículas preparadas distinguem-se das restantes e são cineticamente as mais avançadas, porque as suas v-SNAREs já formaram complexos trans-SNARE parcialmente selados com as t-SNAREs da membrana plasmática, como evidenciado pelo facto de a complexina atuar a montante da fusão desencadeada pelo Ca2+, mas requerer a ligação do complexo SNARE para funcionar [40] , [46]. A complexina actua como a proteína de agarrar por excelência que eleva os complexos SNARE com fecho de correr para este estado ativado mas congelado e os liberta quando o Ca2+ entra e se liga à sinaptotagmina. A sinaptotagmina (Fig. 1D) é uma proteína da vesícula sináptica (ou secretora) que contém dois domínios C2 semelhantes à proteína quinase C, o que leva a sugerir que actua como sensor de Ca2+ para a exocitose [47]. O facto de a sinaptotagmina se ligar ao Ca2+ [48] e às proteínas SNARE [49] , [50] e de os seus domínios C2 funcionarem como domínios autónomos de ligação ao Ca2+ - na verdade, foram os primeiros domínios C2 para os quais tal foi revelado [51] - deu crédito a esta hipótese. Nos ratinhos, a sinaptotagmina é necessária para a exocitose sináptica fortemente regulada e síncrona (ou seja, rápida e coordenada) caraterística da neurotransmissão, mas não para a fusão das vesículas sinápticas per se [40]. A redução da afinidade da sinaptotagmina para a ligação ao Ca2+ nos ratinhos provocou uma redução correspondente da sensibilidade da fusão ao Ca2+, que é assim determinada pela ligação do Ca2+ à sinaptotagmina [43] , [44]... provando formalmente que a sinaptotagmina é o sensor. Ao desencadear a fusão sináptica, a sinaptotagmina liga-se tanto aos fosfolípidos como aos complexos SNARE de uma forma regulada pelo Ca2+ [44].

Surpreendentemente, a deleção da complexina causa uma fenocópia precisa da deleção da sinaptotagmina: uma perda da liberação síncrona acionada por Ca^{2+}, mas não da fusão, porque a liberação assíncrona não é prejudicada [40], sugerindo que a complexina de alguma forma funciona para ativar os complexos SNARE para a ação subsequente da sinaptotagmina. Além disso, a complexina bloqueia a fusão, como evidenciado pela inibição da fusão mediada por SNARE in vitro [42] . [52] e pelo aumento da fusão sináptica espontânea em sinapses deficientes em complexina [46] , [53]. Em seguida, a ligação do Ca^{2+} à sinaptotagmina liberta o grampo da complexina e desencadeia a fusão através da ligação aos complexos SNARE e aos fosfolípidos.

Trabalhos muito recentes revelaram com que precisão a complexina pode controlar a fusão em cooperação com a sinaptotagmina. A complexina contém uma hélice α central que se liga na interface das SNARE v e t proximal à membrana (Fig. 6C) [54]. Contém também uma hélice acessória e uma sequência N-terminal não estruturada que estão localizadas proximalmente à membrana, onde ocorrem as fases finais do fecho de correr. Nesta edição da revista Science, é referido que a ligação do recetor da proteína de ligação do fator sensível ao fator solúvel NSF N-etilmaleimida (SNARE) pela hélice central da complexina e pela sua hélice acessória é necessária para a ativação e o fecho da fusão, [46] [55]. A hélice acessória pode bloquear a fusão ao formar um feixe alternativo de quatro hélices com a porção proximal da membrana do t-SNARE, impedindo assim que o v-SNARE complete o seu fecho e desencadeie a fusão [55]. Isto cria um interrutor que pode bloquear reversivelmente a fusão numa fase tardia. A sequência N-terminal da complexina, por sua vez, pode interagir de forma independente com o complexo trans-SNARE onde se insere nas membranas de fusão, porque uma mutação pontual na sinaptobrevina na membrana impede a ativação pela complexina [53]. Como é que a complexina e a sinaptotagmina podem interagir entre si durante a fusão desencadeada pelo Ca^{2+} para controlar este comutador? A sinaptotagmina compete com a complexina pela ligação aos complexos SNARE montados, libertando a complexina de uma forma dependente do Ca^{2+} [54], o mecanismo molecular mais simples possível para o acoplamento do Ca^{2+}. No entanto, os pormenores da forma como a complexina e a sinaptotagmina actuam sobre

Os complexos SNARE, num pas-de-deux coreografado pelo $Ca^{2}+$, permitem a velocidade e a precisão supremas da transmissão sináptica.

Perspetiva

A fusão da membrana intracelular em eucariotas é executada por uma maquinaria de fusão conservada e universal composta por proteínas SNARE e SM. A fusão resulta do acoplamento termodinâmico da dobragem de proteínas, da montagem de v-SNAREs com t-SNAREs, espacial e temporalmente organizados por proteínas SM, à perturbação da bicamada. A energia disponibilizada pela dobragem é canalizada de forma produtiva para a bicamada, de modo que, no cômputo geral, a fusão é a reação espontânea favorecida. No entanto, a fusão é fortemente regulada de forma espacial e temporal, sobretudo na sinapse, onde a regulação da fusão permite o processamento de informação pelo cérebro. Estamos apenas a começar a compreender como funciona esta regulação, mas, no caso da sinapse, os pormenores moleculares foram recentemente desmistificados com a elucidação da interação entre a complexina, as SNARE e a sinaptotagmina. Há uma infinidade de proteínas e compostos que, segundo evidências mais fragmentárias, podem regular os processos sinápticos e outros processos de fusão, incluindo as grandes famílias de Rab GTPases, proteínas de ligação e fosfoinositídeos, mas os princípios subjacentes são provavelmente os mesmos, impulsionados pelo mecanismo simples descrito nesta revisão.

Fusão

A fusão da membrana intracelular é geralmente mediada por proteínas SNARE para as proteínas receptoras solúveis de ligação NSF e por proteínas SM para as "Sec1/Munc18-like proteins" que sofrem um ciclo de associação e dissociação durante a reação de fusão (Fig. 9). Na sinapse, a proteína vesicular SNARE sinaptobrevina (também conhecida como VAMP) forma um complexo com as proteínas SNARE da membrana plasmática sintaxina-1 e SNAP-25 [56]. Antes da formação do complexo SNARE, a sintaxina-1 está presente numa conformação fechada que não pode participar na formação do complexo SNARE; a sintaxina-1 tem de se abrir para que a montagem do complexo SNARE prossiga [57] , [58]. A proteína SM Munc18-1 liga-se inicialmente à conformação fechada da sintaxina-1 [57] , [59] Quando a conformação fechada da sintaxina-1 "abre" em preparação para a fusão e a formação de complexos SNARE, a Munc18-1 permanece ligada à sintaxina-1 no complexo SNARE em formação, mas muda o seu modo de ligação para uma interação com o complexo SNARE [60]. A montagem destes complexos SNARE/SM medeia a fusão, enquanto a desmontagem destes complexos recicla as proteínas SNARE e SM para utilização posterior Fig. 9 [61]. A associação contínua do Munc18-1 aos complexos SNARE ao longo do seu ciclo de montagem/desmontagem é essencial para a fusão [62] , [63]. A montagem do complexo SNARE/SM é mantida por chaperones cuja disfunção causa neurodegeneração (CSPs e sinucleínas [64] , [65] enquanto a desmontagem é mediada por uma ATPase especializada evolutivamente conservada (NSF) e os seus adaptadores SNAPs [66].

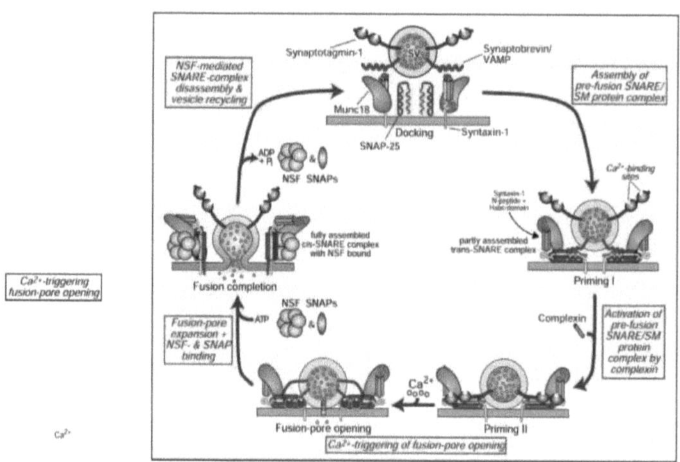

Fig. 10. Esquema do ciclo das proteínas SNARE/SM que medeiam a fusão e o papel da sinaptotagmina e da complexina no desencadeamento da fusão com Ca $^{2+}$

As proteínas SNAP Soluble NSF Attachment Protein Recetor (SNARE) e SM passam por um ciclo de montagem e desmontagem, de tal forma que a proteína vesicular SNARE Synaptobrevin se reúne durante o priming num complexo trans-SNARE com as proteínas SNARE da membrana plasmática syntaxin-1 e SNAP-25. Antes da montagem do complexo SNARE, a sintaxina-1 está presente numa conformação fechada em que o seu domínio Habc se dobra para trás no seu motivo SNARE; esta conformação impede a montagem do complexo SNARE e a sintaxina-1 tem de "abrir" para que a montagem do complexo SNARE se inicie. Antes da montagem do complexo SNARE, o Munc18-1 associa-se à sintaxina-1 monomérica quando esta se encontra numa conformação fechada; como a sintaxina-1 se abre durante a montagem do complexo SNARE, o Munc18-1 altera o modo da sua ligação à sintaxina-1, ligando-se à montagem de complexos trans-SNARE através da interação com o péptido N da sintaxina-1. Quando os complexos SNARE estão parcialmente montados, a complexina liga-se para aumentar ainda mais a sua preparação. $^{2+}$Os complexos proteicos SNARE/SM super preparados são então substrato para a abertura do poro de fusão desencadeada pela ligação do Ca^{2+} à sinaptotagmina, o que provoca uma interação da sinaptotagmina com os SNARE e os fosfolípidos. No entanto, mesmo antes de a sinaptotagmina ser activada pelo Ca^{2+} é provável que interaja, pelo menos em parte, com a maquinaria de fusão, como evidenciado pelo desbloqueamento da mini-libertação espontânea nos neurónios com nocaute Syt1. Após a abertura do poro de fusão, os complexos cis-SNARE resultantes são desmontados pelas ATPases NSF/SNAP, e as vesículas são recicladas, enchidas de novo com neurotransmissores e reutilizadas para libertação, modificado de Südhof, 2013. (Fig. 9). [67].

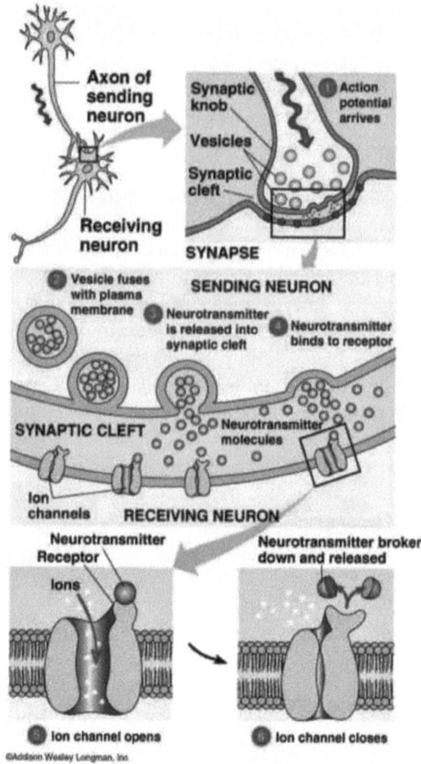

Fig. 11. Ciclo de vida dos neurotransmissores Sintetizados na célula Embalados em vesículas libertadas na sinapse, a chegada do potencial de ação provoca o influxo de iões Ca++, que desencadeia a exocitose. Interage com uma molécula na membrana pós-sináptica que reage ao neurotransmissor; por vezes existem receptores pré-sinápticos ou auto-receptores. Removido do transporte de recaptação da sinapse, degradação enzimática, difusão.

Os neurotransmissores são sintetizados pelas células nervosas e transportados para as vesículas sinápticas das células pré-sinápticas. (Fig. 11). Através dos potenciais de ação, a libertação de transmissores nas terminações sinápticas é mediada por canais de iões de cálcio; os transmissores são então difundidos através da fenda sináptica e actuam em receptores específicos nos neurónios pós-sinápticos ou nas células efectoras, transferindo assim informações das pré-sinapses para as pós-sinapses [68]. A ação dos neurotransmissores pode ser interrompida por reciclagem; ou seja, os neurotransmissores em excesso na fenda sináptica são reciclados para os neurónios pré-sinápticos pela ação de vectores pré-sinápticos e são armazenados em vesículas. A atividade dos neurotransmissores também pode ser interrompida por hidrólise enzimática; por exemplo, a dopamina (DA) é inactivada metabolicamente pelas acções da monoamina oxidase localizada nas mitocôndrias e da catecol-O-metiltransferase (COMT) localizada no citoplasma. [69]. Os neurotransmissores estão envolvidos nos processos de desenvolvimento do cérebro, incluindo a neurotransmissão, a diferenciação e a formação de circuitos neuronais. Permitem que os neurónios comuniquem entre si, e as alterações nos níveis de

Os neurotransmissores estão relacionados com várias doenças neurológicas, como a depressão, a esquizofrenia, a doença de Alzheimer e a doença de Parkinson [70]. Os neurotransmissores do sistema nervoso central são geralmente divididos em quatro categorias com base na sua constituição química. As aminas biogénicas incluem a DA, a norepinefrina (NE), a epinefrina (E) e a 5-hidroxitriptamina (5-HT), etc. Os aminoácidos incluem o ácido γ-aminobutírico (GABA), a glicina, o glutamato, a acetilcolina (Ach), etc. Os neurotransmissores peptídicos incluem os péptidos opióides endógenos e outras variedades. A categoria restante de transmissores inclui outros tipos, tais como o óxido nítrico (NO) e a substância P. Pertinentemente, a presente revisão discute os estudos fundamentais que lançam luz sobre os neurotransmissores no cérebro nas quatro categorias acima mencionadas quando se deparam com a exposição a EMR, fornecendo assim uma visão geral do metabolismo e das alterações dos receptores destes neurotransmissores. (Fig. 2).

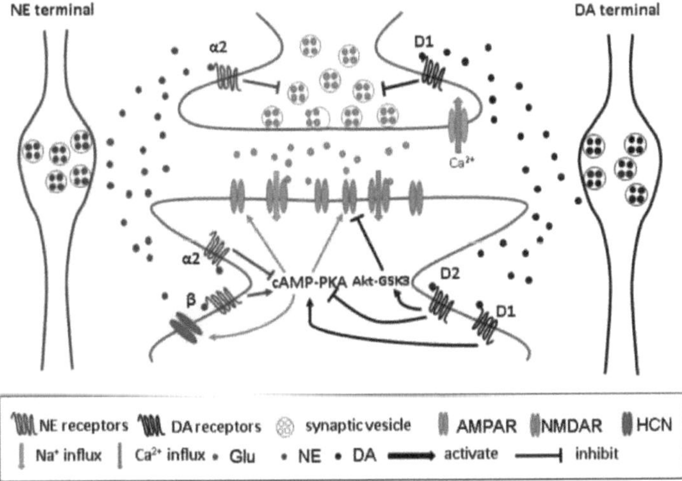

Fig. 12. Efeitos moduladores simplificados da NE e da DA nas sinapses excitatórias corticais pré-frontais. Nos locais pré-sinápticos, a NE e a DA podem inibir a libertação de glutamato através da ativação dos receptores α2 e dos receptores D1, respetivamente, para controlar a abertura dos canais de Ca^2+. Nos locais pós-sinápticos, tanto o NE como o DA podem aumentar as correntes excitatórias mediadas por AMPAR e NMDAR através das vias de sinalização cAMP-PKA activadas pelo receptor β e pelo receptor D1, respetivamente. Além disso, ao inibir a sinalização cAMP-PKA, o NE e o DA podem diminuir as correntes excitatórias através da ativação dos receptores α2 e dos receptores D2,

respetivamente. A ativação dos receptores D2 também bloqueia as correntes excitatórias através do recrutamento da sinalização Akt-GSK3 [71].

Efeitos da EMR nos neurotransmissores biológicos de aminas. Efeitos de EMR na Dopamina (DA) qwsdefg 5 s

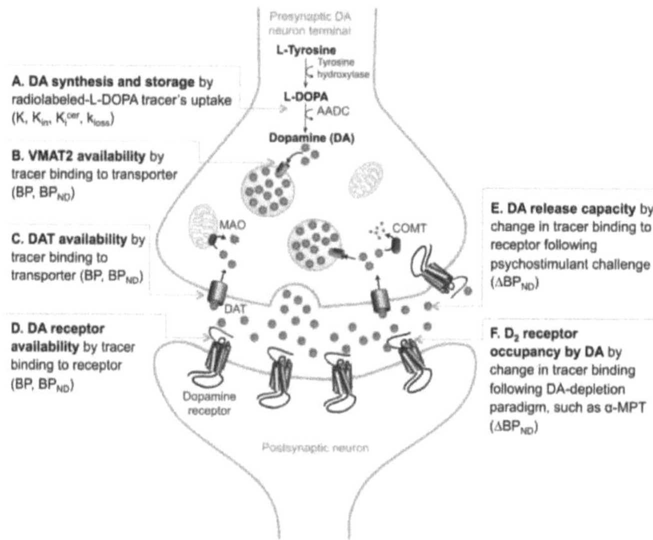

Fig. 13. Alvos de imagiologia dopaminérgica. Esquema dos métodos de imagiologia utilizados para medir aspectos do sistema da dopamina (DA) in vivo. A representação gráfica mostra a progressão da DA desde a síntese (A), armazenamento (B), libertação (E,F) e, em seguida, recaptação pelo transportador de dopamina (DAT, C) ou ligação ao recetor (D). Os alvos de imagiologia e os paradigmas relacionados são descritos no texto anexo.

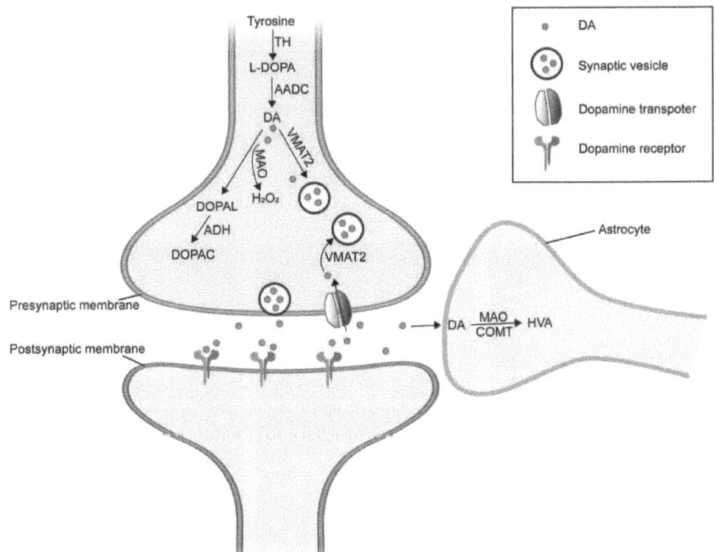

Fig. 14. Metabolismo da DA nos neurónios dopaminérgicos. Para além da captação de DA pelo transportador de DA (DAT) a partir do exterior, os neurónios dopaminérgicos produzem DA sob a ação de

ação da tirosina hidroxilase (TH) e da descarboxilase de aminoácidos aromáticos (AADC). A DA recém-sintetizada ou absorvida é armazenada em vesículas com a ajuda do transportador vesicular monoaminérgico-2 (VAMT2). A DA citosólica pode ser degradada nos neurónios ou nas células gliais pela catecol-o-metiltransferase (COMT) ou pela monoamina oxidase (MAO) para formar ácido homovanílico (HVA) ou ser oxidada para formar os metabolitos (DOPAL e DOPAC) e peróxido de hidrogénio (H_2O_2).

Como precursor da norepinefrina, o DA é um neurotransmissor chave no hipotálamo e na glândula pituitária. (Fig. 13). É o principal responsável pela atividade cerebral associada à recompensa, à aprendizagem, à emoção, ao controlo motor e às funções executivas. A DA também está relacionada com perturbações psiquiátricas e neurológicas, incluindo a doença de Parkinson, a esclerose múltipla e a doença de Huntington [70]. Foi sugerido que a DA inibe a secreção da hormona libertadora de gonadotropina e que existe uma ligação axonal e uma interação entre a hormona libertadora de gonadotropina e a DA nas terminações nervosas [72]. A deficiência de DA nos gânglios basais é observada em doentes com Parkinsonismo [73] (Fig. 14). A DA também tem algum papel na esquizofrenia, a DA estriatal está aumentada e a transmissão cortical da DA está alterada [74] , [75].

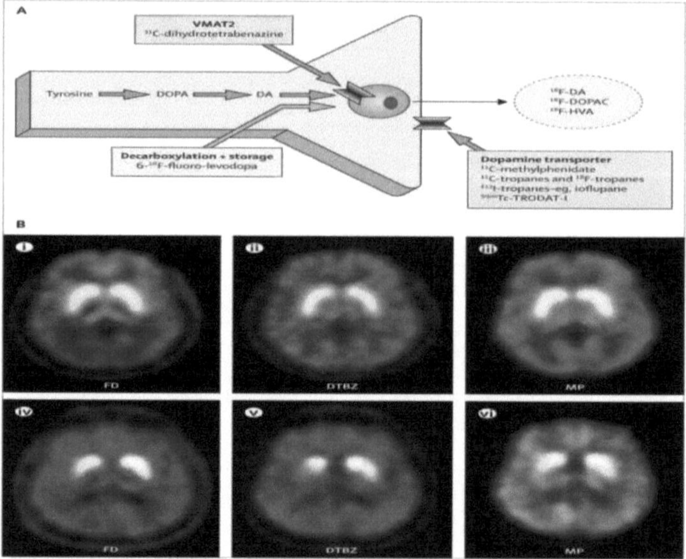

Fig. 15. Terminal nervoso dopaminérgico e várias abordagens para a avaliação da sua integridade (A); composto mostrando imagens PET de um indivíduo saudável de controlo (B; i-iii) e de um doente com doença de Parkinson ligeira (B; iv-vi) FD=6-[1] 8F-fluoro-levodopa. DTBZ=[11] C-di-hidrotetrabenazina. MP=[11] *C-d√Arco-metilfenidato.* VMAT2= transportador vesicular de monoamina tipo 2. DOPA=dihidroxifenilalanina. DA=dopamina. DOPAC = ácido di-hidroxifenilacético. HVA=ácido homovanílico. [76].

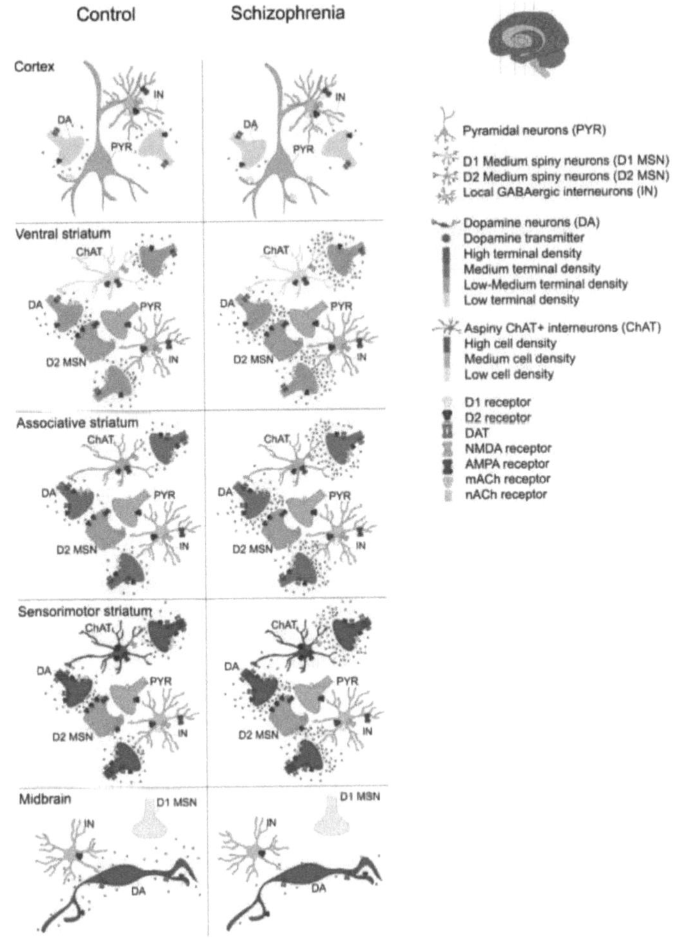

Fig. 16. Topografia dos resultados da libertação de dopamina na esquizofrenia em comparação com os controlos. Representações esquemáticas das caraterísticas da libertação de DA no córtex *(em cima),* no estriado *(no meio)* e no mesencéfalo *(em baixo)* em controlos saudáveis (HC) e em doentes com esquizofrenia (SZ), com base em resultados de imagiologia em doentes. Os corpos celulares, terminais e transmissores dos neurónios DA estão representados a vermelho. Os gradientes de cor representam as densidades dos terminais DA. *Córtex:* O córtex recebe uma inervação dopaminérgica esparsa que é pobre em receptores de dopamina D2 (D2) e expressão de transportadores. Este facto determina a medição da deslocação de D2, que é baixa no córtex. Na esquizofrenia, há provas de uma libertação reduzida de DA cortical. Ver texto para mais

pormenores. ***Estriado:*** São mostrados terminais de neurónios DA e corticais *(verde)* inervando espinhas de neurónios espinhosos médios *(laranja)*. Também são mostradas as populações locais de interneurónios colinérgicos *(azul)* e GABAérgicos *(castanho)* que formam os microcircuitos estriatais. Existe uma heterogeneidade considerável na libertação de DA nas regiões estriatais, por exemplo, a inervação dopaminérgica do estriado ventral (VST, também referido como LST) é relativamente escassa e deriva de grupos de células da camada dorsal que são pobres em D2 e DAT. Em contrapartida, o striatum sensório-motor (SMST) recebe entradas dopaminérgicas densas, principalmente dos neurónios DA da camada ventral, que são ricos em D2 e DAT. Um maior número de locais de sinapse no estriado ventral e níveis elevados de D2 e DAT no SMST podem explicar a elevada deslocação de D2 nestas regiões. Em comparação com o VST e o SMST, a deslocação de D2 induzida por estimulantes é baixa no estriado associativo (AST). Na esquizofrenia, a libertação de DA aumenta nas divisões subtriatais devido a um aumento proeminente no AST. ***Cérebro médio:*** São mostrados corpos celulares de DA, interneurónios GABAérgicos locais *(castanho)* e terminais de neurónios espinhosos médios D_1 *(amarelo)*. Embora exista heterogeneidade no nível de expressão dos receptores D2 e do DAT (por exemplo, os neurónios da camada dorsal e, em especial, da VTA medial têm níveis baixos de D2 e DAT), faltam estudos de imagem que mostrem uma análise sub-regional da deslocação de D2. No entanto, na SZ há uma deslocação reduzida de D2 induzida por estimulantes. [77].
Os efeitos da EMR na DA foram registados em ratos adultos submetidos a uma exposição diária à EMR durante 1 h, com uma frequência EMR de 1800 MHz, um valor de taxa de absorção específica (SAR) de 0,843 W/kg, densidade de potência de 0,02 mW/cm^2 , que induziu uma diminuição significativa da DA no hipocampo após 2 meses de exposição e 1 mês após a cessação da exposição. Este estudo indicou que a exposição a EMR pode reduzir a produção de DA no hipocampo, afetar a excitação dos ratos e contribuir para a diminuição da capacidade de aprendizagem e memória após a exposição a EMR [78]. Maaroufi et al. expuseram ratos a campos electromagnéticos de 900 MHz, 1 h/dia durante 21 dias consecutivos, com a SAR mínima de 0,05 W/kg e a SAR máxima de 0,18 W/kg, dependendo da posição do rato no campo. Foi observada uma diminuição da DA no hipocampo do grupo exposto a EMR. Além disso, existe uma diferença significativa de DA e ácido dihidroxifenilacético (DOPAC) entre o hipocampo e o striatum no grupo exposto a EMR [79]. Além disso, a exposição a uma RF-EMR de 835 MHz, valor SAR de 4,0 W/kg, durante 5 h/dia durante 12 semanas (cerca de 3 meses), levou a uma redução da concentração de DA no striatum de ratinhos C57BL/6 [80]. Os estudos acima referidos sugerem que uma determinada intensidade de radiação de micro-ondas pode levar a um metabolismo anormal dos neurotransmissores de monoamina no hipocampo e no striatum. Inaba et al. expuseram ratos adultos à radiação de micro-ondas durante 1 h, com a frequência de 2.450 MHz, e a densidades de potência de 5 e 10 mW/cm^2 respetivamente. O conteúdo de DOPAC na ponte e na medula oblonga, as taxas de renovação de DA e o rácio DOPAC:DA aumentaram significativamente no striatum e no córtex cerebral apenas com uma densidade de potência de 10 mW/cm^2 , mas não foi observada qualquer significância no conteúdo de DA de qualquer região do cérebro com uma densidade de potência de 5 mW/cm^2 [81]. Além disso, 32 ratas Wistar grávidas foram divididas em grupo de controlo, grupo de dose baixa (que recebeu radiação de telemóvel durante períodos de 10 minutos), grupo de dose média (que recebeu radiação de telemóvel durante períodos de 30 minutos) e grupo de dose alta (que recebeu radiação de telemóvel durante períodos de 60 minutos). Os ratos foram submetidos a períodos de radiação três vezes por

dia, a partir do dia da gravidez, durante 20 dias (cerca de 3 semanas). Em seguida, foram estudados os efeitos da radiação do telemóvel nos neurotransmissores de monoamina no tecido cerebral de ratos fetais, com uma frequência central de 900 MHz e um valor SAR de 0,9 W/kg. Os resultados mostraram que o conteúdo de DA no tecido cerebral de ratos fetais aumentou no grupo de dose baixa, mas diminuiu no grupo de dose alta, não tendo sido observadas alterações significativas no grupo de dose média, o que sugeriu que a radiação dos telemóveis a longo prazo poderia causar um conteúdo anormal de DA no sistema nervoso central de ratos fetais e poderia afetar o desenvolvimento cerebral dos ratos [82]. Em resumo, estes estudos indicam que as REM podem provocar perturbações metabólicas dos neurotransmissores monoaminérgicos no cérebro, dependendo da intensidade da exposição à radiação, e podem, teoricamente, resultar num comportamento emocional anormal.

Efeitos da EMR na norepinefrina e na epinefrina

Como neurotransmissor, a norepinefrina é principalmente sintetizada e segregada por neurónios pós-ganglionares simpáticos e terminações nervosas adrenérgicas no cérebro. Um pequeno número de norepinefrina é produzido na medula suprarrenal como uma hormona [83]. Pode ligar-se a dois tipos de receptores adrenérgicos, α e β, mas liga-se principalmente aos receptores α (incluindo $\alpha1$ e $\alpha2$). A norepinefrina pode ser convertida em epinefrina através da N-metilação [84]. A libertação de norepinefrina no cérebro desempenha um papel em vários processos, como o stress, a atenção, o sono, a inflamação e as respostas do sistema nervoso autónomo [85]. Megha et al. descobriram que, após 30 dias (2 h/dia, 5 dias/semana) de radiação de micro-ondas contínua de 1800 MHz, 1 mW/cm^2 , os níveis de norepinefrina e epinefrina no tecido do hipocampo de ratos diminuíram significativamente, indicando que certas condições de radiação de micro-ondas podem levar a uma diminuição do conteúdo de norepinefrina e epinefrina no cérebro [86]. Cao et al. aplicaram radiação de micro-ondas de 900 MHz a ratinhos LACA machos. A intensidade de radiação utilizada foi de 0, 1, 2 e 5 mW/cm^2 ; os valores SAR foram 0, 0,22, 0,44 e 1,1 W/kg, respetivamente; os ratos foram expostos durante 1 h/dia durante 35 dias consecutivos. Os resultados mostraram que o conteúdo de norepinefrina no cérebro aumentou significativamente quando a intensidade de EMR foi de 1 mW/cm^2 , mas não foram observadas alterações óbvias no conteúdo de norepinefrina quando a intensidade de exposição foi de 2 ou 5 mW/cm^2 [87]. Isto sugere ainda que a exposição a EMR de baixa intensidade pode provocar um aumento do teor de norepinefrina no cérebro, o que, teoricamente, pode afetar o teor de epinefrina, conduzindo a perturbações na produção de neurotransmissores. Além disso, Ji et al. realizaram experiências com ratas grávidas, expondo-as à radiação de micro-ondas de telemóveis de 900 MHz com um valor SAR de 0,9 W/kg. O grupo de controlo, o grupo de dose baixa, o grupo de dose média e o grupo de dose alta receberam, respetivamente, 0, 10, 30 e 60 minutos de radiação de cada vez. A radiação foi aplicada três vezes por dia, a partir do primeiro dia de gravidez, durante 20 dias consecutivos. Os resultados mostraram que o conteúdo de norepinefrina nos ratos fetais do grupo de dose baixa aumentou, e o conteúdo de norepinefrina nos ratos fetais do grupo de dose alta diminuiu significativamente, em comparação com o do grupo de controlo [82]. Em conjunto, estes resultados sugerem que a exposição prolongada a EMR pode levar a conteúdos anormais de norepinefrina e epinefrina no cérebro, dependendo da dose de radiação.

Efeitos da EMR na 5-hidroxitriptamina "Serotonina"

A 5-hidroxitriptamina (5-HT) é sintetizada em massa no trato gastrointestinal, principalmente nas células enterocromafins, enquanto que apenas uma pequena percentagem é produzida no sistema nervoso. No cérebro, os corpos celulares da 5-HT, localizados principalmente nos núcleos da rafe, enviam axónios para quase todas as regiões cerebrais [88]. Como neurotransmissor inibitório, a 5-HT distribui-se principalmente na glândula pineal e no hipotálamo, especialmente no córtex cerebral e nas sinapses neurais. A 5-HT contribui para a regulação de funções fisiológicas como o humor, a alimentação, a cognição, a memória, a dor, o sono e a manutenção da temperatura corporal [89] e estas funções fisiológicas têm sido referidas como indicadores de lesões cerebrais induzidas pela radiação electromagnética [90]. Consequentemente, a 5-HT pode desempenhar um papel importante nos efeitos neurobiológicos da EMR. Poucos estudos referiram o efeito da radiação de micro-ondas na 5-HT. Foi referido que os ratos foram expostos à radiação de micro-ondas durante 1 h, com uma frequência de 2.450 MHz, a densidades de potência de 5 e 10 mW/cm^2 O teor de ácido 5-hidroxi-indolacético (5-HIAA) no córtex cerebral aumentou significativamente após a exposição a micro-ondas a densidades de potência de 5 e 10 mW/cm^2 . As taxas de renovação da 5-HT e o rácio 5-HIAA:5-HT no córtex cerebral aumentaram significativamente a uma densidade de potência de 5 mW/cm^2 . No entanto, não se registaram alterações óbvias no conteúdo de 5-HT no cérebro de ratos expostos a micro-ondas. De forma consistente, a taxa de renovação da 5-HT aumentou significativamente na ponte, na medula oblonga e no hipotálamo com uma densidade de potência de 10 mW/cm^2 [81].

Li et al. expuseram ratos Wistar a radiação de micro-ondas de 2,856 GHz, com densidades médias de potência de 5, 10, 20 e 30 mW/cm^2 , separadamente, três vezes por semana durante 6 semanas (cerca de 1 mês e meio). A aprendizagem espacial e a função de memória, a estrutura morfológica do hipocampo, os dados do eletroencefalograma (EEG) e o teor de neurotransmissores dos ratos foram testados após a última exposição. Os resultados mostraram que o conteúdo de 5-HT no hipocampo e no líquido cefalorraquidiano dos ratos em cada grupo de radiação aumentou significativamente de 28 dias (cerca de 4 semanas) para 2 meses após a exposição, e estas alterações estavam relacionadas com a diminuição da capacidade de aprendizagem e de memória, a morfologia anormal do hipocampo e os resultados anormais do EEG induzidos pela radiação de micro-ondas [91]. Maaroufi et al. registaram o aumento da 5-HT, a diminuição da 5-HIAA e a diminuição do rácio 5-HIAA/5-HT no cerebelo de ratos, expostos a CEM de 900 MHz, 1 h/dia durante 21 dias consecutivos, com a SAR mínima de 0,05 W/kg e a SAR máxima de 0.18 W/kg [79]. Além disso, foi encontrado um aumento da 5-HT no hipocampo, no hipotálamo e no mesencéfalo de ratos adultos, após 1.800 MHz, 1 h/dia durante 1, 2 e 4 meses de exposição a EMR, respetivamente, com um valor de SAR de 0,843 W/kg e uma densidade de potência de 0,02 mW/cm^2 [78]. Estes estudos sugerem que a exposição prolongada à radiação de micro-ondas pode levar a um aumento da 5-HT no cérebro, indicando uma perturbação no metabolismo do neurotransmissor.

Além disso, o efeito da radiação de micro-ondas no metabolismo das monoaminas foi investigado no córtex, no striatum e no hipocampo do cérebro do rato, com o nível máximo de potência de 5 kW a 2.450 MHz e as durações de radiação de 0,5 e 1,5 s. Foi utilizada a cromatografia líquida de alta eficiência (HPLC) com deteção eletroquímica para determinar as concentrações de monoaminas intracerebrais e os seus metabolitos. As concentrações de norepinefrina, DA e 5-HIAA foram reduzidas pela radiação de 0,5 s. Enquanto os níveis destas monoaminas aumentaram com a radiação de 1,5 s [92]. Outro estudo em ratas grávidas expostas a telemóveis de 900 MHz não mostrou diferenças significativas no conteúdo de 5-HT de ratos fetais, em diferentes intensidades de grupos de radiação de micro-ondas [82]. Em suma, são necessários mais estudos para esclarecer o papel da 5-HT na disfunção da aprendizagem e da memória induzida pelos EMR e nas alterações morfológicas do cérebro.

Efeitos da EMR nos neurotransmissores de aminoácidos excitatórios

O glutamato é o principal neurotransmissor excitatório do sistema nervoso. Os receptores de glutamato distribuem-se nos neurónios e na glia do cérebro e da medula espinal. O terminal C e a espinha dorsal de carbono do glutamato derivam da glucose. Depois de atravessar a barreira hemato-encefálica através dos pés terminais astrocíticos, a glucose é decomposta em ácido pirúvico *através da* glicólise no citosol. Em seguida, o ácido pirúvico entra no ciclo do ácido tricarboxílico (TCA) e é gerado α-cetoglutarato. O ácido pirúvico é finalmente transmitido para receber um grupo amino doado pela leucina, isoleucina e valina, aspartato, ácido γ-aminobutírico (GABA) e alanina, etc. [93]. Além disso, o glutamato também actua como um precursor metabólico do GABA e um componente de vários derivados de aminoácidos, como o antioxidante glutatião. Estudos metabólicos demonstraram que toda a glucose acaba por ser convertida em glutamato no SNC, o que indica o papel fundamental do glutamato em múltiplos aspectos da fisiologia cerebral [94] , [95].

Para além do glutamato, o aspartato é outro neurotransmissor excitatório com elevadas concentrações no SNC. As enzimas sintéticas e metabólicas tanto do glutamato como do aspartato estão localizadas nos neurónios e nas células gliais, especialmente nas mitocôndrias dos neurónios envolvidos no ciclo TCA do metabolismo da glicose. Utilizando o ácido oxaloacético como matéria-prima, catalisado pela aminotransferase, o aspartato é sintetizado e armazenado nos terminais dos axónios. Quando os impulsos nervosos são transmitidos para os terminais axonais, o glutamato e o aspartato são libertados pela membrana pré-sináptica e difundem-se rapidamente para a membrana pós-sináptica; aqui, ligam-se aos receptores correspondentes e provocam a abertura de portas de canais de sódio e potássio para produzir efeitos excitatórios. A membrana pré-sináptica e as células gliais recaptam uma pequena quantidade de glutamato e aspartato.

Os ratos Wistar foram expostos a 30 mW/cm^2 durante 10 min de radiação de micro-ondas, e a HPLC foi utilizada para detetar alterações nos níveis de neurotransmissores, como o aspartato e o glutamato, no hipocampo 1, 7, 14 e 28 dias (cerca de 4 semanas) após a radiação. Os resultados mostraram que os conteúdos de aspartato e glutamato diminuíram 1 dia após a radiação, sugerindo que a exposição aguda a EMR poderia reduzir a quantidade de aminoácidos excitatórios no hipocampo [96]. De forma consistente, Ahmed et al. investigaram o efeito da EMR nas concentrações de neurotransmissores de aminoácidos no hipocampo, striatum e hipotálamo de ratos jovens e adultos jovens. Os animais foram divididos em grupo de controlo e grupo de exposição, tendo o grupo de exposição sido sujeito a EMR de 1800 MHz, com valor SAR de 0,843 W/kg, densidade de potência de 0,02 mW/cm^2, 1 h por dia durante 1, 2 e 4 meses. Os resultados mostraram que a EMR induziu reduções significativas nos níveis de glutamato e glutamina no hipocampo após 1 mês [97]. Estes dados sugerem que a EMR pode levar a uma diminuição dos neurotransmissores de aminoácidos excitatórios no hipocampo, o que pode afetar o equilíbrio excitatório-inibitório dos neurónios, causando assim um declínio na capacidade de aprendizagem e memória.

Por outro lado, alguns estudos registaram um aumento do glutamato no cérebro após a radiação. Wang et al. expuseram 160 ratos Wistar a radiação de micro-ondas a 30 mW/cm^2 durante 5 min/dia, 5 dias/semana, durante um período de 2 meses. A capacidade de aprendizagem e de memória, o conteúdo de aminoácidos no hipocampo e no líquido cefalorraquidiano e a expressão do receptor N-metil D-aspartato (NMDAR) subtipo 2B (NR2B) foram então investigados. Após a exposição às micro-ondas, os ratos apresentaram uma diminuição significativa da capacidade de aprendizagem e memória aos 7 dias e o conteúdo de glutamato no hipocampo e no líquido cefalorraquidiano aumentou, enquanto a expressão da proteína NR2B diminuiu [98]. Zhao et al. expuseram 184 ratos Wistar machos às micro-ondas durante 6 min/dia, ao longo de um mês, a densidades de potência médias de 2,5, 5 e 10 mW/cm^2. Foi aplicado o labirinto aquático de Morris para examinar as capacidades de aprendizagem e memória. As concentrações de neurotransmissores no hipocampo foram detectadas por HPLC. A capacidade de aprendizagem e de memória dos ratos registou uma diminuição significativa aos 7, 14 e 1 mês, após as três exposições prolongadas às micro-ondas. As concentrações de glutamato, ácido aspártico, glicina e GABA no hipocampo aumentaram nos grupos de 2,5 e 5 mW/cm^2, mas estes quatro aminoácidos diminuíram no grupo de 10 mW/cm^2 [99]. Estes dados sugerem ainda que a perturbação dos neurotransmissores no hipocampo pode resultar na deterioração da função cognitiva causada pela exposição prolongada às micro-ondas.

Os receptores de glutamato são essencialmente constitutivos de dois tipos. O primeiro tipo compreende os receptores iónicos, incluindo os receptores NMDAR, os receptores de cainato (KAR) e os receptores α-amino-3-hidroxi-5-metil-4-isoxazol (AMPAR), que se conjugam com canais iónicos para formar complexos de canais receptores e mediar a transmissão rápida de sinais. O segundo tipo engloba os receptores metabólicos (mGluRs), que se conjugam com proteínas G na membrana. Após serem activados, estes receptores actuam através de um sistema de transdução de sinal composto por uma enzima efectora da proteína G e um segundo mensageiro no cérebro e produzem uma resposta fisiológica lenta. Cada NMDAR contém dois locais de reconhecimento de ligação para o glutamato e a glicina, ambos activadores específicos do recetor[100]. Os NMDARs são mais frequentemente compostos por duas subunidades NR1 e duas subunidades NR2 e são altamente permeáveis ao Ca^2 +. A subunidade NR1 é a subunidade básica dos NMDAR. Relativamente à subunidade NR2, existem quatro subtipos, nomeadamente NR2A, NR2B, NR2C e NR2D. O glutamato liga-se às subunidades NR2, enquanto a glicina se liga à subunidade NR1. A função dos NMDARs depende principalmente do domínio N-terminal das subunidades NR2 [100] , [101]. Alguns estudos investigaram a influência dos EMRs na expressão dos NMDARs no cérebro.

Wang et al. expuseram 220 ratos Wistar machos à radiação de micro-ondas, com frequência de 2,856 GHz, durante 5 min/dia, 5 dias/semana, ao longo de 6 semanas, com densidades de potência médias de 0, 2,5, 5 e 10 mW/cm^2 respetivamente. Para o grupo de 10 mW/cm^2 , a latência de fuga dos ratos prolongou-se significativamente nos testes de navegação do labirinto aquático de Morris, 7 dias, 1, 3 e 9 meses após a radiação. Aos 3 dias após a radiação, verificou-se uma diminuição significativa dos ratos nos testes de sonda no grupo de 10 mW/cm^2 . Para além disso, os níveis proteicos de NR2A, NR2B e p-NR2B diminuíram significativamente, não tendo sido observada qualquer alteração significativa na expressão de NR1 no grupo de 10 mW/cm^2 de 1 dia a 12 meses após a radiação. Este facto sugere que as diminuições de NR2A, 2B e p-NR2B podem contribuir para a deterioração das funções cognitivas induzida pela radiação de micro-ondas [102]. Mausset et al., utilizando um dispositivo de exposição apenas na cabeça de ratos, verificaram que uma exposição de 15 minutos a micro-ondas pulsadas de 900 MHz com um valor SAR de 6 W/kg induziu uma forte reação glial no cérebro, uma redução significativa das subunidades NR1 no córtex, uma redução de NR2A no córtex e no hipocampo e uma redução de NR2B no striatum. Isto sugere que a exposição à radiação de micro-ondas pulsada de 900 MHz de alta potência promove processos específicos de degradação dos NMDAR (18). Além disso, Huang et al. expuseram ratos Wistar fêmeas com quatro semanas de idade a micro-ondas de 1800 MHz, com densidades de potência de 0,5 mW/cm^2 ou 1,0 mW/cm^2 , durante 21 dias e 12 horas por dia. A expressão de NR2A e NR2B no CA1, CA3 e giro denteado (DG) do hipocampo foi determinada por imunohistoquímica. Relativamente ao NR2A, a expressão no grupo de 0,5 mW/cm^2 foi significativamente inferior à do grupo de 0 mW/cm^2 no CA3, mas não se registaram alterações significativas no CA1 e no DG. A expressão no grupo de 1,0 mW/cm^2 foi significativamente menor em CA1 e CA3, mas não foram encontradas alterações significativas no DG. Para NR2B, a expressão no grupo de 0,5 mW/cm^2 foi significativamente menor do que no grupo de 0 mW/cm^2 em CA1 e CA3. A expressão no grupo de 1,0 mW/cm^2 foi significativamente mais baixa em CA1, CA3 e DG [103]. Isto sugere ainda que a diminuição de NR2A e NR2B induzida pela exposição a micro-ondas depende da dose de radiação e do distrito do hipocampo. Além disso, após a exposição à radiação de micro-ondas de 65 mW/cm^2 durante 20 min (valor SAR 12,0 W/kg), a expressão do ARNm da subunidade NR1 no hipocampo diminuiu às 3, 24 h e 3 dias, e a expressão da subunidade NR2A diminuiu às 0 h, 3 h e 12 h após a exposição a micro-ondas. A expressão do ARNm da subunidade NR2C diminuiu às 0 e 24 horas, mas a expressão da subunidade NR2D aumentou às 0, 12, 24 horas e 3 dias após a radiação. Não foram observadas alterações significativas na expressão do ARNm de NR2B [104]. No entanto, Xiong et al. expuseram 48 ratos Wistar machos a 2,856 GHz, 30 mW/cm^2 radiação de micro-ondas, durante 10 minutos em dias alternados, três vezes. A expressão do ARNm da subunidade NR2A aumentou notavelmente aos 7 dias, e a expressão do ARNm da subunidade NR2B no hipocampo do rato aumentou 1 dia após a exposição às micro-ondas [105]. Em conjunto, estes resultados indicam que a composição das subunidades que compõem os NMDARs pode ser alterada e que a autorregulação dos NMDARs pode ser destruída no hipocampo do rato após a exposição a radiações de micro-ondas. Além disso, a radiação de micro-ondas pode afetar a expressão de aminoácidos excitatórios.

Efeitos da EMR nos neurotransmissores de aminoácidos inibitórios

O GABA e a glicina são os principais neurotransmissores inibitórios no cérebro e o GABA é um neurotransmissor importante para cerca de 50% dos locais sinápticos no sistema nervoso central. O GABA desempenha um papel crítico no córtex cerebral, hipocampo, tálamo, gânglios basais e cerebelo, e tem um papel regulador em várias funções do corpo, como a regulação da emoção, memória e sono, anti-hipertensão, anti-fadiga, analgesia, etc. [106]. O GABA é produzido nas terminações nervosas catalisado pela glutamato descarboxilase. Após a libertação da membrana pré-sináptica, a maior parte do GABA difunde-se para a membrana pós-sináptica, causando um efeito inibitório na membrana pós-sináptica. A membrana pré-sináptica e as células gliais recaptam algumas moléculas de GABA, que são convertidas em semi-formaldeído succínico nas mitocôndrias e depois convertidas em ácido succínico, que participa no ciclo do ácido tricarboxílico e fornece uma pequena parte da energia para as células gliais e os terminais neurais (64, [107] , [108]. Zhang et al. investigaram os efeitos da exposição a EMR no comportamento emocional e na memória espacial de ratos machos adolescentes, com uma frequência de 1,8 GHz e uma duração de 4 semanas. Os autores verificaram que os níveis de GABA e de ácido aspártico no córtex e no hipocampo diminuíram significativamente após a exposição a EMR [49]. Estes resultados sugerem que a EMR pode reduzir a neurotransmissão GABA.

A crescente utilização de telemóveis pelos adolescentes tem suscitado preocupações quanto aos efeitos cognitivos dos campos de radiofrequência (RF). Neste estudo, investigámos os efeitos da exposição de 4 semanas a um campo de RF de 1,8 GHz no comportamento emocional e na memória espacial de ratos machos adolescentes. O comportamento ansioso foi avaliado pelo teste do campo aberto (OFT) e pelo teste do labirinto em cruz elevado (EPM), enquanto o comportamento depressivo foi avaliado pelo teste de preferência à sacarose (SPT), pelo teste de suspensão da cauda (TST) e pelo teste do nado forçado (FST). A aprendizagem espacial e a capacidade de memória foram avaliadas pelas experiências do labirinto aquático de Morri (MWM). Os níveis de neurotransmissores de aminoácidos foram determinados por cromatografia líquida e espetrometria de massa (LC-MS). A histologia do cérebro foi examinada por coloração com hematoxilina-eosina (HE). Verificou-se que o comportamento tipo depressão, a capacidade de memória espacial e a histologia do cérebro não se alteraram obviamente após a exposição à radiofrequência. No entanto, o comportamento semelhante à ansiedade aumentou nos ratinhos, enquanto os níveis de ácido γ-aminobutírico (GABA) e ácido aspártico (Asp) no córtex e no hipocampo diminuíram significativamente após a exposição à RF. Estes dados sugerem que a exposição à RF nestas condições não afeta o comportamento semelhante à depressão, a memória espacial e a histologia cerebral em ratos machos adolescentes, mas pode, no entanto, aumentar o nível de ansiedade, estando o GABA e o Asp provavelmente envolvidos neste efeito [109].

No SNC, o ácido gama-aminobutírico (GABA) actua como um transmissor inibitório através de canais de receptores GABA(A) dependentes de ligandos e de receptores GABA(B) acoplados à proteína G. Ambos os tipos de receptores medeiam a transmissão pós-sináptica inibitória em todo o sistema nervoso. No caso dos receptores GABA(A), esta ação inibitória está associada à hiperpolarização devido a um aumento da condutância aos iões cloreto. Estudos anteriores mostram que a ativação dos receptores GABA(A) nos neurónios neonatais e nos neurónios da medula espinal pode ser excitatória. Recentemente, foram publicados dois artigos que demonstram claramente que o GABA pode ter uma ação despolarizante e excitatória em neurónios corticais maduros. Aqui discutimos a história em evolução da homeostase do ião cloreto nos neurónios do SNC e o seu papel na vida bipolar do recetor GABA(A). Wang et al. expuseram 80 ratos Wistar a uma radiação de micro-ondas pulsada de 2,856 GHz, a uma densidade de potência de 50 mW/cm^2 durante 6 min. Os conteúdos dos neurotransmissores de aminoácidos no hipocampo foram detectados 1, 3, 6, 9, 12 e 18 meses (cerca de 1 ano e meio) após a exposição às micro-ondas. Os resultados mostraram que o rácio glutamato/GABA diminuiu significativamente aos 6 meses após a exposição [112]. Noor et al. investigaram o efeito de 1 h de exposição diária a EMR, com uma frequência de 900 Mz, valor SAR 1,165 W/kg, densidade de potência 0,02 mW/cm^2 , nos níveis de neurotransmissores de aminoácidos no mesencéfalo, cerebelo e medula de ratos albinos machos adultos. A avaliação dos níveis de aminoácidos foi efectuada após 1 h, 1, 2 e 4 meses de exposição à radiação. Foi observado um aumento significativo de glicina no mesencéfalo após 1 mês, seguido de um aumento significativo de GABA após 4 meses [10]. Estes resultados sugerem ainda que a radiação de micro-ondas pode afetar a função neuroreguladora do GABA, resultando num desequilíbrio entre a excitação e a inibição no sistema nervoso central [110].

Qiao et al. expuseram ratos Wistar a radiação de micro-ondas, com uma densidade de potência média de 30 mW/cm^2 durante 5 min; em seguida, utilizaram HPLC para determinar o conteúdo de GABA libertado pelos sinaptossomas do hipocampo 6 h após a exposição. Os resultados mostraram que a quantidade de GABA libertada pelos sinaptossomas do hipocampo diminuiu significativamente após a exposição à radiação [111]. No sistema nervoso central, o GABA actua como um transmissor inibitório. Os receptores GABA incluem canais GABA (A) ligados a ligandos e receptores GABA (B) acoplados à proteína G, que medeiam a transmissão pós-sináptica inibitória em todo o sistema nervoso [110]. Num estudo, neurónios corticais primários de ratos em cultura foram expostos a radiação de micro-ondas de 900 MHz, com uma densidade de potência média de 6 mW/cm^2 e um valor SAR de 2,23 W/kg. Como resultado, a expressão das proteínas dos receptores GABA neuronais foi significativamente aumentada [113]. Poucos estudos referiram os efeitos da EMR nos receptores GABA. No futuro, é necessária mais investigação para clarificar o papel do GABA e dos seus receptores durante a exposição a EMR. De um modo geral, os estudos acima referidos sugerem que as EMR podem causar perturbações metabólicas dos neurotransmissores inibitórios GABA e glicina, o que pode levar a disfunções neuronais ao afetar o equilíbrio excitação-inibição neuronal.

Efeitos da EMR na acetilcolina (Ach)
A projeção de fibras colinérgicas do prosencéfalo basal para o córtex e o hipocampo é o sistema colinérgico mais importante do cérebro, e o sistema colinérgico desempenha um papel crítico na cognição comportamental. A Ach é libertada das terminações nervosas colinérgicas e foi o primeiro neurotransmissor a ser medido no cérebro. As alterações da Ach no fluido extracelular do cérebro estão intimamente relacionadas com alterações funcionais no sistema nervoso central. A Ach é sintetizada pela colina e acetil-CoA sob a catálise da colina acetiltransferase (ChAT), sendo depois absorvida e armazenada pelas vesículas. Quando a membrana pré-sináptica neuronal é excitada, a Ach contida nas vesículas sinápticas é libertada na fenda sináptica e actua nos receptores muscarínicos de

acetilcolina acoplados à proteína G (mAChRs) ou nos receptores nicotínicos de acetilcolina acoplados a ligandos (nAChRs). A eficácia da transmissão sináptica pode ser alterada pela despolarização da membrana mediada pelo recetor e pela transdução de sinal a jusante, afectando assim a aprendizagem e a memória. A Ach pós-ação é hidrolisada em colina e ácido acético pela acetilcolina esterase (AChE) e inactivada [114]. O modo de ação da Ach na aprendizagem e na memória depende do tipo de recetor que ativa [115]. Poucos estudos foram efectuados sobre o metabolismo da Ach em cérebros expostos a EMR. Fujiwara et al. verificaram que a radiação de micro-ondas de alta potência de 2,45 GHz provocou uma elevação transitória do teor de Ach no cérebro de ratinhos [115]. Lai et al. descobriram que a exposição aguda a 2,45 GHz, 0,6 W/kg de radiação de micro-ondas durante 20 minutos aumentava a atividade de captação de colina no córtex frontal, hipocampo e hipotálamo de ratos [116]. Entretanto, a radiação de micro-ondas de 2,45 GHz, 0,6 W/kg durante 20 min/dia, durante 10 dias consecutivos, resultou numa diminuição da concentração de mAChR no córtex frontal e no hipocampo dos ratos, ao passo que a exposição à radiação de 45 min/dia, durante 10 dias consecutivos, resultou num aumento da concentração de mAChR no hipocampo dos ratos, coincidindo ambos com uma diminuição da capacidade de aprendizagem e de memória. Além disso, Krylova et al. verificaram que a radiação de micro-ondas de 2,35 GHz, 1 mW/cm^2 podia induzir uma diminuição da atividade funcional dos mAChRs no córtex cerebral do rato, embora o número de receptores mAChR aumentasse [117] . Verificámos um aumento de Ach, ChAT e AChE no hipocampo do rato às 6 h e 3 dias após a radiação de micro-ondas, com uma frequência de 2,856 GHz e uma densidade de potência média de 30 mW/cm^2 durante 15 min, mas sem efeito significativo na atividade de ChAT e AChE. Além disso, a expressão do ARNm do AChR do tipo M1-, M3- e β2 foi reduzida, enquanto a expressão do ARNm do AChR do tipo α4- e α7 foi aumentada após a exposição à radiação. Isto indica que o aumento da síntese e do metabolismo da Ach e a expressão desordenada dos receptores Ach podem resultar na disfunção do sistema colinérgico e numa diminuição da função cognitiva no período inicial da exposição aguda à radiação de micro-ondas[118]. Além disso, Testylier et al. verificaram que a Ach libertada na área CA1 do hipocampo diminuía após 1 h de exposição a radiação de micro-ondas com 2,45 GHz e 4 mW/cm^2 , e a concentração extracelular de Ach atingia o nível mais baixo de aproximadamente 60% antes da exposição às 6 h após a radiação [119]. Outros estudos mostraram que o tipo M1 de AChR é regulado positivamente, a atividade da AChE é aumentada e a concentração de cálcio intracelular é aumentada no hipocampo após radiação de micro-ondas a longo prazo e de baixa dose a 2,45 GHz [120] , [121]. Derin et al. dividiram os ratos Wistar num grupo de exposição simulada e em grupos expostos a 45 e 65 V/m; o grupo de exposição sofreu uma semana de exposição a uma frequência de 2,1 GHz. Os níveis de expressão da proteína e do ARNm da AChE, ChAT e VAChT no hipocampo foram examinados através de western blot e PCR em tempo real. Os níveis de AChE, ChAT e VAChT foram significativamente mais baixos no hipocampo de ratos expostos a 65 V/m do que noutras regiões [59]. Além disso, a captação de colina de alta afinidade dependente de sódio foi medida no striatum, córtex frontal, hipocampo e hipotálamo de ratos, após 45 min de exposição de curto prazo a micro-ondas pulsadas (2 μs, 500 pulsos por segundo) ou contínuas de 2.450 MHz em guias de onda cilíndricos. O valor médio da SAR para todo o corpo foi de 0,6 W/kg em todas as condições de exposição. A captação de colina diminuiu no córtex frontal após a exposição a micro-ondas em todas as condições de radiação [120]. Gupta et al. relataram uma diminuição do conteúdo de Ach e um aumento da atividade da AChE no hipocampo de ratos causado pela radiação de micro-ondas a 2,45 GHz, 1 h/dia, durante 28 dias consecutivos. [122]. Kunjilwar e Behari examinaram o efeito da exposição prolongada a RF-EMF nos sistemas colinérgicos no cérebro de ratos em desenvolvimento, com uma frequência de 147 MHz, subharmónicas de 73,5 MHz e uma amplitude de 36,75 MHz modulada a 16 e 76 Hz, 3 h/dia, durante 30-35 dias consecutivos. Foi encontrada uma diminuição significativa da atividade da AChE nos ratos expostos, em comparação com os ratos de controlo [123]. Estes estudos sugerem ainda que as perturbações da síntese e do metabolismo da AChE são uma parte importante da disfunção cognitiva causada pelas EMR.

Efeitos da EMR nos péptidos e outros neurotransmissores

Os péptidos opióides incluem as β-endorfinas, as encefalinas e as dinorfinas, que são péptidos com atividade semelhante à da morfina no cérebro. Os receptores opióides são receptores acoplados à proteína G. Os receptores opióides endógenos podem inibir a adenosina ciclase, reduzir as correntes dos canais de cálcio dependentes da voltagem ou ativar os canais de potássio, o que resulta numa diminuição da excitabilidade da membrana e da libertação de transmissores, participando assim na regulação dos processos de aprendizagem e memória [124]. Lai et al. investigaram os subtipos de receptores opióides no cérebro expostos a 45 minutos de exposição de curta duração a micro-ondas pulsadas (2 450 MHz, 1 mW/cm^2, valor SAR 0,6 W/kg) sobre a atividade colinérgica no cérebro de ratos. Os resultados mostraram que 3 subtipos de receptores opióides bloquearam a diminuição da atividade colinérgica no hipocampo induzida pela radiação de micro-ondas, sugerindo que o sistema opióide está envolvido na diminuição da atividade colinérgica do hipocampo induzida pelas micro-ondas [125]. Existem poucos relatórios sobre o efeito da EMR nos neurotransmissores peptídicos. Lai et al. referiram que, após 45 minutos de exposição a micro-ondas pulsadas de 2.450 MHz (1 mW/cm^2, valor SAR 0,6 W/kg), os ratos apresentavam dificuldades de aprendizagem no labirinto radial de braços para obter recompensas alimentares. Isto indica um défice na função de memória de trabalho espacial após a exposição a EMR. O défice de aprendizagem induzido pelas micro-ondas no labirinto de braços radiais foi bloqueado pelo pré-tratamento com o antagonista opiáceo naltrexona ou um agonista colinérgico. Isto sugere ainda que tanto o neurotransmissor opiáceo endógeno como os sistemas colinérgicos no cérebro estão envolvidos nos défices de memória espacial induzidos pelas micro-ondas [126].

O óxido nítrico (NO) actua como um mensageiro retrógrado nas alterações da plasticidade sináptica e nos efeitos de potenciação a longo prazo [127]. Os ratos foram expostos à radiação electromagnética do computador (30 x 10^{14} 715 x 10^{14} Hz) com uma intensidade de 0,9 V/m (densidade de potência 0,22 µw/cm^2) durante 6, 12 e 18 h/dia durante 30 dias contínuos. Os resultados mostraram que o nível de óxido nítrico (NO) no cérebro do rato aumentou gradualmente com o tempo prolongado de radiação [128]. O NO pode atravessar as membranas celulares devido à sua lipofilicidade, mas não é libertado sob a forma de exocitose; actua através de reacções químicas antes de ser inactivado. Além disso, o NO pode reagir com a ação da lontra com o ferro, porque o ferro actua como um componente chave de proteínas abundantes, especialmente hemeproteínas, envolvidas em numerosos processos fisiológicos. Burlaka et al. expuseram animais a EMR de frequência ultra-alta do espetro não térmico utilizando o gerador Volna (Ucrânia) com modulação de impulsos e os seguintes parâmetros: duração do impulso de 2 ms, separação do impulso de 10 ms, frequência portadora de 0,465 GHz e duração da exposição de 17,5 min. A densidade do fluxo de energia na área de exposição foi de 1,0-6,0 mW/cm^2 . A EMR de frequência ultra-alta resultou num aumento significativo do nível de síntese de NO nas mitocôndrias das células neurais do tecido cerebral animal e num aumento significativo da atividade da NO sintase mitocondrial [129]. Considerando o efeito tóxico de concentrações elevadas de NO nas células, o aumento do NO pode causar danos neuronais, o que, por sua vez, leva a uma diminuição da capacidade de aprendizagem e de memória nos ratos.

Possíveis mecanismos subjacentes às alterações dos neurotransmissores causadas pelas EMR

Alterações electrofisiológicas

Os mecanismos neurofisiológicos, especialmente as alterações electrofisiológicas, permitiriam uma melhor compreensão das alterações dos neurotransmissores associadas à exposição a EMR. São utilizados vários métodos de neuroimagem para iluminar a interferência entre a atividade eléctrica cerebral e as EMR. Por exemplo, as alterações do potencial elétrico extracelular no córtex podem ser medidas através de técnicas de EEG, as alterações regionais da utilização do oxigénio no sangue podem ser detectadas através do método de ressonância magnética funcional (fMRI) durante o desempenho neuropsicológico e a tomografia por emissão de positrões (PET) reflecte o metabolismo cerebral [130] , [131] , [132] , [133]. A atividade eléctrica cerebral tem origem na flutuação do potencial de membrana do neurónio. A transdução de um impulso nervoso resulta no potencial pós-sináptico e na transmissão sináptica que se segue, reflectindo a modulação da neurotransmissão.

Muitos estudos indicam um aumento da excitabilidade e/ou eficiência cortical durante a exposição a EMR, e estas alterações da atividade eléctrica podem persistir durante vários minutos após a exposição. Além disso, o aumento do metabolismo cerebral (PET), a diminuição da atividade alfa, o aumento da atividade de frequências beta e gama elevadas, o aumento do tempo de reação e a perturbação do EEG do sono foram também induzidos pela exposição a EMR [133] , [134] , [135] , [136] , [137] , [138]. Com base em várias metodologias, como fMRI, PET, potenciais relacionados com eventos (ERPs) induzidos por CEM [139] , [140] e dessincronização relacionada com eventos (ERD), e sincronização inter-hemisférica, as regiões frontal e temporal parecem ser mais susceptíveis [133] , [137] , [138] , [141] , [142] , [143]. Em termos dos efeitos induzidos pelos CEM na excitabilidade e eficiência corticais, foram propostos vários factores, incluindo a alteração dos canais iónicos transmembranares Na-K dependentes, alterações da homeostase do cálcio celular, aumento da excitabilidade celular e modulação da resposta celular ao stress [142] , [143]. No entanto, existem vários resultados inconsistentes, e a heterogeneidade dos resultados pode dever-se a diferenças metodológicas, poder estatístico e critérios de interpretação [144]. Em conjunto, a atividade eléctrica cerebral anormal pode refletir a modulação da neurotransmissão induzida por EMR, resultando em alterações dos neurotransmissores.

Danos na membrana celular

Sabe-se que a membrana é o primeiro e um importante alvo da EMR nas células. A lesão da membrana celular pode resultar em alterações dos neurotransmissores no cérebro. Compreender os efeitos da EMR nos neurotransmissores é fundamental para determinar melhor os alvos da EMR nas células. As EMR podem alterar a permeabilidade da membrana celular, como as alterações no cálcio, a distribuição iónica e a permeabilidade dos iões [145]. O cálcio é uma das substâncias sinalizadoras importantes e um desequilíbrio da homeostase do cálcio pode alterar muitas funções da célula. Estudos anteriores mostraram que a exposição a EMR pode alterar os canais e receptores de cálcio na membrana celular e influenciar o transporte de iões de cálcio através da membrana celular, que desempenham um papel importante nas vias de sinalização celular e, por sua vez, podem afetar a resposta dos neurotransmissores [145] ,[146] Foi referido que o número de canais de cálcio abertos aumentou com a presença de EMFs, o que pode resultar no aumento da concentração de cálcio intracelular sob exposição a EMR [147]. Além disso, as alterações dos níveis de cálcio intracelular podem desencadear uma ação sináptica invulgar ou causar apoptose neuronal. Isto, por sua vez, pode exercer uma influência na neurotransmissão do processo de aprendizagem e memória [147]. Além disso, foi delineada a atividade reforçada dos canais de cálcio dependentes da voltagem (VGCC), após exposição a EMR em muitos tipos de células [148] . [149] , [150]. Estudos anteriores utilizaram a atividade dos VGCC como indicador das alterações induzidas pela radiação de micro-ondas nos canais iónicos [149], [150] , [151]. O nível de neurotransmissores pode indicar as propriedades da membrana, tal como o nível de expressão das proteínas associadas às vesículas sinápticas, pode indicar a função da membrana vesicular sináptica [152] , [153].

Foi referido que a ativação dos VGCCs por EMR provoca um rápido aumento do cálcio intracelular, do óxido nítrico e do peroxinitrito [154]. No entanto, um estudo recente sobre os efeitos da radiação de micro-ondas pulsada de 2.856 GHz nos neurónios primários do hipocampo, indicou que o cálcio celular total, os níveis de cálcio no retículo endoplasmático e nas mitocôndrias diminuíram após a exposição às micro-ondas, o que sugere um efluxo de cálcio durante a radiação de micro-ondas [155]. Embora muitos estudos em animais tenham sugerido os efeitos da REM no efluxo e influxo de cálcio nos neurónios [156] , [157], [158], os resultados relativos aos efeitos da REM na integridade e permeabilidade da membrana ainda não são claros. As alterações da permeabilidade da membrana podem resultar em danos na integridade da membrana e levar a alterações no desequilíbrio dos neurotransmissores cerebrais. A este respeito, são necessários mais estudos com várias durações e doses de EMR para investigar os efeitos da EMR na relação entre os neurotransmissores e a permeabilidade da membrana celular.

Transdução anormal de sinais

Sabe-se que os neurotransmissores e os seus receptores estão envolvidos em vários sinais relacionados com a proliferação celular, a apoptose, a diferenciação e a inflamação. A interação entre a neurotransmissão e a sinalização celular pode, por sua vez, afetar o metabolismo e o transporte dos neurotransmissores. As exposições a EMR produzem os principais efeitos fisiopatológicos através da sinalização excessiva de cálcio e da via do peroxinitrito, e os diversos efeitos não térmicos da EMR são produzidos através da ativação de VGCC [159]. Sendo a fonte de energia da célula, a reação do cálcio mitocondrial foi influenciada pelas alterações nas vias de sinalização do cálcio em resposta aos efeitos da exposição a EMR (90). Para além das alterações da sinalização do cálcio, as EMR podem causar a ativação de processos radicais livres e a produção excessiva de espécies reactivas de oxigénio (ROS) nos neurónios [83] , [158] . [159] , [160] [161] , [162]. Devido à dependência da fosforilação oxidativa para obter energia, os neurónios são vulneráveis ao stress oxidativo em comparação com outras células. Durante a exposição a EMR, a ocorrência de um desequilíbrio entre oxidantes e antioxidantes no cérebro conduz ao stress oxidativo. [108]. [163] Tanto o NO como o superóxido são elevados pelo aumento do cálcio, resultando no aumento dos níveis de peroxinitrito (ONOO⁻). Os vários oxidantes actuam para produzir uma atividade NF-kappa B (NF-κB) muito elevada, conduzindo à inflamação [163]. Além disso, a sinalização NF-κB está implicada na resposta imunitária neural, na plasticidade sináptica, na aprendizagem e na memória, na neuroprotecção e na neurodegeneração [164] , [165]. Foi demonstrado que a exposição a EMR leva à regulação positiva de elementos pertencentes a vias apoptóticas, o que resulta em apoptose neuronal [166] , [167]. A energia da radiação não ionizante não é suficiente para quebrar diretamente as ligações químicas e, por conseguinte, a ocorrência de danos no ADN com exposições a EMR não ionizantes é principalmente uma consequência da geração de ROS, seguida de stress oxidativo. Numerosas experiências em animais demonstraram claramente que as EMR não térmicas podem causar stress oxidativo [168], [169] particularmente no cérebro [170] , [171] , [172] , [173]. Foi documentado que a exposição a EMR não térmicos de 900 MHz ou 2,45 GHz em ratos, quer a curto quer a longo prazo, pode desencadear disfunção neuronal e apoptose das células piramidais do hipocampo [171] , [172] , [173] , [174] e das células de Purkinje do cerebelo [175] através da indução de stress oxidativo. Além disso, a via da fosfoquinase activada por mitogénio (MAPK) desempenha um papel fundamental na proliferação e no metabolismo celulares. A fosforilação de factores de transcrição a jusante ocorre após a ativação da via das cascatas MAPK [176] , [177]. A proliferação e a sobrevivência de diferentes tipos de células podem ser estimuladas por baixas concentrações de radicais livres. Os efeitos dos ROS na proliferação celular são um mensageiro secundário importante no processo fisiológico e os ROS desempenham um papel fundamental na regulação da homeostase do cálcio citosólico. A fosforilação da proteína e a ativação dos factores da família AP-1 e do fator nuclear kappa B (NF-κB) são reguladas pelo nível de cálcio citosólico [178]. A ativação das vias das proteínas cinases regula a resposta fisiológica à exposição a EMR, incluindo o desequilíbrio dos neurotransmissores, mas os mecanismos pormenorizados ainda não são claros. A **humanidade moderna** funciona através de várias radiações, causando efeitos biológicos importantes, sendo o cérebro o órgão mais sensível à exposição a EMR. Os diferentes parâmetros utilizados, incluindo a frequência de funcionamento, a densidade de potência ou a dose de energia e o tempo de irradiação, constituem uma incógnita crítica que poderia permitir a reprodutibilidade e a comparabilidade das análises. Além disso, as interações das EMR com os sistemas biológicos e os seus mecanismos precisos continuam mal caracterizados [179].

Desde o último antepassado comum partilhado pelos humanos modernos, chimpanzés e bonobos, a linhagem que conduziu ao Homo sapiens sofreu uma mudança substancial no tamanho e organização do cérebro, apresentando diferenças notáveis em relação aos macacos vivos no domínio da cognição e da expressão linguística. O último antepassado comum pode ser reconstruído como tendo um cérebro de aproximadamente 300-400 g (cerca de 14,11 oz) que apresentava várias especializações filogenéticas únicas de desenvolvimento, organização anatómica e função bioquímica que contribuíram para o aumento da flexibilidade comportamental e da cognição social. Com esta história evolutiva como precursora, a mente humana moderna é um mosaico de traços herdados de uma ascendência comum com os nossos parentes próximos, juntamente com a adição de especializações evolutivas dentro de domínios. Estas adaptações cognitivas e linguísticas específicas dos humanos modernos estão correlacionadas com o aumento do neocórtex e das estruturas relacionadas. Acompanhando esta expansão neocortical geral, certas áreas corticais unimodais e multimodais de ordem superior cresceram desproporcionadamente em relação às áreas corticais primárias. Foram também identificadas alterações anatómicas e moleculares relacionadas com a maior exigência metabólica e a maior plasticidade sináptica dos cérebros humanos modernos. A trajetória única de crescimento do cérebro dos humanos modernos contribuiu significativamente para a capacidade cognitiva e linguística da nossa espécie [180]. Somos o Homo sapiens e as nossas capacidades intelectuais distinguem-nos de todos os outros animais. A nossa sofisticação tecnológica, a nossa capacidade de introspeção e a nossa capacidade de criar e manipular símbolos são inigualáveis. Temos comportamentos profundamente únicos, como a produção de ornamentos pessoais, a linguagem, a arte e a música, e a realização de rituais religiosos. Esta descontinuidade comportamental levou a que muitos considerassem os humanos modernos como estando à parte do resto da natureza. No entanto, apesar da nossa distinção, "nós" somos também uma entre várias espécies de grandes símios, apresentando mais de 99% de semelhança de sequências de ADN não sinónimas com os chimpanzés [181], tendo divergido uns dos outros aproximadamente 4-8 Ma [182]. Consequentemente, os humanos modernos partilham muitos traços fenotípicos com estes parentes próximos através de descendência comum. A tensão entre uma divergência comportamental marcante e a continuidade filogenética constitui um quebra-cabeças. Embora muitos autores tenham discutido as possíveis vantagens selectivas e os processos evolutivos subjacentes à emergência da cognição humana moderna [183] . [184] , [185] , [186] , [187] continua a ser um sério desafio compreender como as caraterísticas únicas do comportamento humano moderno são mapeadas em mudanças evolutivas na estrutura neural.

Considerando as diferenças comportamentais dramáticas entre os humanos modernos e outros animais, é razoável esperar alterações igualmente notáveis na organização cerebral. Como Darwin observou em The Descent of Man (1871), [188] parece haver uma ligação entre a nossa inteligência e o nosso cérebro alargado, que aumentou de tamanho cerca de três vezes desde o último antepassado comum (LCA) partilhado pelos hominídeos, a linhagem que inclui os humanos modernos e os nossos parentes próximos e antepassados fósseis, e os paninídeos, a linhagem que inclui os chimpanzés comuns, os bonobos e os seus parentes próximos e antepassados fósseis. Uma vez que um cérebro de grandes dimensões distingue tão claramente os humanos modernos, muitas teorias da evolução cognitiva humana consideram apenas esta variável anatómica para explicar a miríade de comportamentos especializados que os humanos exibem [189] , [190].
No entanto, os traços específicos dos humanos modernos foram descritos em muitos níveis diferentes da organização neural, incluindo o tamanho bruto do cérebro, a extensão relativa das áreas neocorticais, a assimetria, o padrão de desenvolvimento, a distribuição dos tipos de células, a histologia e a expressão genética. Assim, embora o aumento do

tamanho do cérebro, compreendendo principalmente o crescimento do neocórtex [191], tenha sido, sem dúvida, fundamental para a evolução da cognição humana moderna, outras modificações no desenvolvimento, estrutura e função do cérebro também são certamente significativas. Além disso, explicar o carácter distintivo do comportamento humano moderno simplesmente como um subproduto secundário do aumento do cérebro deixa sem resposta questões fundamentais relativas aos substratos computacionais das capacidades comportamentais específicas da nossa espécie [192]. Será que faz sentido perguntar quantos gramas "extra" de tecido neocortical são necessários para o desenvolvimento da sintaxe recursiva, da ligação entre pares ou da "teoria da mente"? De facto, dados abundantes das neurociências mostram que as alterações na modularidade estrutural e na conetividade interagem com a variação na sinalização molecular e neuroquímica para determinar a função cerebral. Modificações subtis na microestrutura neural e na expressão genética podem ter um impacto significativo no comportamento, mesmo na ausência de alterações em grande escala no tamanho das partes do cérebro [193]. Os processos evolutivos, portanto, podem moldar fenótipos comportamentais usando uma série de estratégias.

Embora fosse desejável traçar o curso da evolução mental através da sucessão de espécies extintas que se situam ao longo da linhagem que conduz aos humanos modernos, as provas fósseis são frustrantemente escassas. Ao contrário de algumas outras adaptações na evolução humana que mostram correlações fiáveis com tecidos duros, como a transição para o bipedalismo habitual [194], o comportamento e os tecidos duros não fossilizam. Por conseguinte, o registo paleontológico destes traços da evolução humana limita-se ao que pode ser recolhido a partir de moldes endocranianos e de provas arqueológicas [195]. Como os moldes endocranianos preservam apenas uma impressão da morfologia externa do cérebro, não é possível determinar informações críticas sobre a organização neuroanatómica interna. As capacidades comportamentais, além disso, só podem ser vislumbradas de forma opaca através de restos materiais. No entanto, os registos paleontológicos e arqueológicos constituem a única prova direta da mudança temporal na morfologia e no comportamento, fornecendo informações cruciais sobre a sua associação. De facto, as provas paleontológicas indicam que as grandes inovações no comportamento cultural nem sempre estiveram ligadas a aumentos na capacidade craniana dos hominídeos fósseis. Por exemplo, os primeiros sinais de abate de animais são encontrados em associação com o *Australopithecus garhi* [196], sugerindo que um hominídeo da África Oriental de cérebro pequeno (450 cm^3 capacidade craniana) de 2,5 Ma poderia ter tido a capacidade de criar ferramentas de pedra simples.

A abordagem comparativa, embora seja uma fonte indireta de informação sobre a evolução, oferece uma maior oportunidade para explorar a relação entre a diversificação biológica e os seus correlatos. Além disso, ao analisar a distribuição de estados de carácter neuroanatómico, comportamental e genético presentes em espécies contemporâneas dentro de uma filogenia estabelecida, o princípio da parcimónia pode ser usado para fazer inferências razoáveis sobre a condição de taxa ancestrais extintos [197] , [198]. Naturalmente, todas as espécies vivas são o produto da sua própria trajetória evolutiva e não podem ser consideradas substitutos dos antepassados fósseis. No entanto, quando um estado de carácter é observado apenas nos humanos modernos e não em nenhum dos outros hominídeos existentes (o clado que inclui os grandes símios vivos e os humanos modernos), então é razoável concluir que a condição humana moderna é derivada em comparação com o estado simplesiomórfico observado nos grandes símios. Nesta revisão, baseamo-nos fortemente em dados comparativos e nos tipos de inferência utilizados na análise cladística para reconstruir a história natural da mente humana moderna, pelo que, salvo indicação em contrário, qualquer referência subsequente a "humanos" diz respeito aos humanos modernos.

Para distinguir claramente que caraterísticas são evolutivamente derivadas na evolução humana recente, na primeira parte deste artigo reconstruímos as caraterísticas comportamentais, cognitivas e neuroanatómicas que prevemos que teriam estado presentes na ACV. Chamamos especial atenção para as caraterísticas que geralmente distinguem os hominídeos de outros primatas. Ao fazê-lo, destacamos as caraterísticas cognitivas e neurais que eram traços de carácter derivados da nossa ascendência evolutiva mais recente e que prepararam o terreno para as dramáticas modificações posteriores que viriam a ocorrer no Plio-Pleistoceno na linhagem que conduziu ao *Homo sapiens.* Este foco restrito apenas na história evolutiva humana recente significa que o nosso relato não detalha muitas caraterísticas importantes que surgiram em nós mais profundos da nossa árvore genealógica. Por exemplo, a orientação da cognição humana para a resolução de problemas sociais é o produto de uma longa herança primata [199] , [200]. Do mesmo modo, a nossa capacidade de coordenação fina entre as mãos e os olhos deriva da seleção, há muito tempo, do desempenho do alcance visualmente guiado nos primatas [201].

Reconstrução da ACV dos hominídeos e paninídeos, do fenótipo comportamental Dieta e organização social,

Tem-se revelado mais fácil distinguir os grandes símios de outros primatas com base em variáveis dietéticas e ecológicas do que em especializações cognitivas. Devido à anatomia dentária generalizada dos hominídeos vivos, estas espécies dependem fortemente de frutos maduros e não fibrosos com elevado teor de açúcar e calorias. Devido a esta dieta, os grandes símios ocupam uma gama restrita de habitats ecológicos, estando em grande parte limitados às florestas tropicais e arborizadas [202] , [203]. Evidências paleoecológicas e dentárias sugerem que os hominídeos do Mioceno médio, presumivelmente incluindo o ancestral comum dos grandes símios vivos, consumiam uma dieta frugívora variada que incorporava a utilização oportunista, talvez sazonal, de objectos duros como nozes e sementes [204].

A organização social dos panins modernos reflecte uma solução para o desafio da procura de alimentos colocado pela dieta dos hominídeos. As sociedades de chimpanzés foram descritas pela primeira vez como "fissão-fusão" por Jane Goodall [205] para realçar a natureza fluida das suas associações. O agrupamento social único de fissão-fusão dos chimpanzés proporciona aos indivíduos os benefícios da vida gregária, incluindo a defesa contra predadores, o acesso a parceiros e a oportunidade de localizar alimentos amplamente distribuídos, ao mesmo tempo que minimiza a competição direta pela comida. Nas sociedades de fissão-fusão, os indivíduos vêem-se com pouca frequência, com alguns intervalos de separação que chegam a durar uma semana. No entanto, todos os indivíduos se reconhecem uns aos outros e mantêm as suas afiliações e alianças apesar destas separações relativamente longas [205]. Na organização de fissão-fusão dos chimpanzés, certos subgrupos específicos por idade e sexo parecem ter funções sociais particulares. Por exemplo, os grupos de jovens podem servir de patrulhas territoriais para a comunidade [206] , [207] os machos adultos formam grupos de caça [207] , [208] e as fêmeas e os seus descendentes estão largamente associados à utilização de ferramentas e a outras tecnologias de subsistência, como a quebra de nozes [209]. A segregação de indivíduos por sexo e idade para actividades sociais específicas é, sem dúvida, exclusiva dos grandes símios, especificamente dos chimpanzés, e praticamente inexistente nos macacos, incluindo aqueles com sociedades que se assemelham a uma organização social de fissão-fusão, como o babuíno hamadryas.

Aprendizagem social e tradições

Outro aspeto do comportamento social dos grandes símios que parece ser único entre os primatas diz respeito às tradições regionais [210]. Todos os grandes símios, mas nenhuma espécie de macaco, possuem um conjunto de comportamentos que incluem gestos e estilos de manipulação de objectos que são distintivos de um determinado grupo social/comunidade, persistem de geração em geração e são transmitidos horizontalmente através da aprendizagem social [211] [212]. Whiten et al. referiram 39 tradições diferentes em várias comunidades de chimpanzés africanos, que incluíam a utilização de ferramentas, cuidados de higiene e **práticas** de acasalamento [213] , [214]. Algumas destas tradições eram habituais ou costumeiras em alguns grupos de chimpanzés, mas ausentes noutros, depois de controladas as restrições ecológicas, como a disponibilidade de certas matérias-primas. Utilizando a mesma abordagem sistemática para a documentação de tradições em primatas não humanos, van Schaik e colegas (2003) registaram pelo menos 19 tradições claramente definidas em orangotangos. Isto contrasta com os relatos de tradições em macacos, baleias, aves e peixes, onde foram identificadas, no máximo, algumas tradições, geralmente apenas uma ou duas, como o 'dialeto' do canto em aves e baleias. Em nenhum destes casos o número de variantes comportamentais atingiu os dois dígitos [215] , [216]. Embora exista sempre a possibilidade de tal resultado se dever a uma sobre-representação de grandes símios na amostra, é notável que, apesar de muitos anos de investigação em várias espécies de macacos (incluindo macacos, babuínos e macacos-prego), apenas os macacos-prego evidenciam comportamentos que potencialmente satisfazem os critérios para tradições [155]. [216] , [217] Alegações anteriores de "protocultura" em macacos japoneses [218], por exemplo, já não são consideradas "culturais", uma vez que não estão em conformidade com os padrões contemporâneos de "tradições" não-humanas [219] , [220]. Uma questão que persiste é a de saber como é que comportamentos tão complexos e únicos como a caça, o patrulhamento e as tradições culturais se relacionam com as várias capacidades cognitivas que se sabe distinguirem os grandes símios dos outros primatas. De seguida, discutimos algumas capacidades cognitivas que parecem ser exclusivas dos grandes símios e que podem esclarecer esta questão. Para uma análise mais extensa, ver Subiaul et al. [221].

Auto-consciência

A partir da década de 1970, vários estudos exploraram a perceção cinestésica que os chimpanzés têm de si próprios através do auto-reconhecimento no espelho [222]. Nestes estudos, foi demonstrado que os chimpanzés usam os seus reflexos para explorar partes do corpo, como as axilas, os dentes e a região anogenital, que são difíceis de ver sem a ajuda de um espelho. Em contrapartida, após longas exposições a espelhos, os macacos continuam a apresentar comportamentos sociais em relação à sua imagem no espelho, o que sugere que não conseguem ver os seus reflexos como representações de si próprios. Outras investigações relataram o auto-reconhecimento do espelho em orangotangos [223] , [224] mas a maioria dos gorilas não consegue reconhecer a sua imagem no espelho [224] . [225] , [226] com uma exceção [227]. Estudos posteriores com macacos confirmaram as conclusões negativas iniciais de Gallup [224] , [228] , [229]. Povinelli & Cant [230] levantaram a hipótese de que o auto-reconhecimento do espelho nos grandes símios pode ser uma propriedade emergente do facto de ser um primata de grande porte que passa uma quantidade significativa de tempo a navegar no complexo ambiente tridimensional das árvores, monitorizando constantemente onde colocar os membros para apoiar o corpo durante a viagem. No entanto, [230] a hipótese do trepador foi posta em causa por provas de auto-reconhecimento em espelho em animais cujos habitats não requerem locomoção arbórea. Atualmente, há relatos de que os golfinhos roazes [231] podem reconhecer-se a si próprios no espelho, mas não parecem tratar o seu reflexo como se fosse outro indivíduo. Os estudos sobre elefantes, no entanto, são mais equívocos. Um estudo relatou que os elefantes se envolveram em alcance dirigido ao espelho, mas não se identificaram no espelho e comportaram-se de forma agressiva em relação à sua imagem [232]. No entanto, Plotnik et al. [233] relataram que um dos três elefantes estudados mostrou evidências de auto-reconhecimento no espelho. A possibilidade de diferentes linhagens de mamíferos serem "autoconscientes" apresenta pelo menos duas possibilidades: (1) o auto-reconhecimento no espelho é uma propriedade emergente presente em espécies com um cérebro de grandes dimensões e uma organização social complexa ou (2) existem múltiplas funções adaptativas para a capacidade cognitiva que é medida pelo auto-reconhecimento no espelho e, consequentemente, esta capacidade surgiu independentemente em numerosas espécies de mamíferos.

Seguimento do olhar

Os grandes símios são extremamente sensíveis à direção do olhar dos outros. Determinar a direção exacta da atenção dos outros é uma capacidade importante porque pode fornecer informações importantes sobre a localização de objectos como alimentos e predadores. Em contextos sociais, uma grande quantidade de informação é comunicada através do seguimento do olhar de outros indivíduos para indivíduos específicos ou chamando a atenção para acontecimentos específicos. Muitas espécies de primatas participam em actividades sociais, incluindo a localização de aliados, que provavelmente requerem seguir o olhar de conspecíficos [207] , [234] , [235] , [236]. No entanto, em estudos de campo, é muitas vezes difícil identificar que objeto, indivíduo ou acontecimento é o foco da atenção de dois indivíduos e se chegaram ao ponto focal seguindo o olhar um do outro. Estudos laboratoriais confirmaram que os grandes símios e, em menor grau, os macacos seguem o olhar de outros para objectos (por exemplo, chimpanzés, mangabeus e macacos; [237] , [238] , [239] , [240] , [241]. Num dos poucos estudos comparativos explícitos sobre este comportamento, [242] examinou a capacidade de várias espécies de primatas seguirem o olhar de um experimentador humano. De forma notável, neste paradigma apenas os chimpanzés e um orangotango responderam acima dos níveis do acaso [243] alargaram estes resultados com um método refinado que incluiu barreiras com e sem janelas. Concluíram que os chimpanzés, bonobos e gorilas são mais sensíveis à linha de visão dos outros do que os orangotangos. Um método habitualmente utilizado em laboratório para investigar a capacidade dos primatas não humanos para utilizar pistas do olhar é a "tarefa de escolha de objectos". Nesta tarefa, o experimentador olha para um de dois recipientes (os controlos incluem normalmente dirigir o rosto e os olhos para um recipiente ou olhar de soslaio para um recipiente, enquanto está virado para a frente), enquanto os sujeitos têm a oportunidade de escolher um recipiente, sendo que apenas um deles é iscado. Os estudos disponíveis sugerem que existe uma diferença significativa entre a compreensão dos macacos e dos grandes símios sobre as pistas do olhar na tarefa de escolha de objectos [244]. Os macacos geralmente não podem ser treinados para usar apenas as pistas do olhar do experimentador humano para recuperar a recompensa oculta [245] , [246] enquanto os grandes símios podem, Itakura & Anderson, Povinelli & Eddy [244] , [247] , [248] levantaram a hipótese de que os grandes símios superam os macacos nesta tarefa porque possuem uma resposta automática que faz parte de um reflexo primitivo de orientação desencadeado por uma recompensa. Este reflexo, no entanto, não requer a atribuição de um estado mental ou a compreensão do estado psicológico subjacente à "visão". Outra possibilidade é a de que a sensibilidade aos olhos, em particular, co-evoluiu com a capacidade de fazer inferências sobre certos estados psicológicos, como a visão. Em apoio a esta última hipótese, Hare e colegas [249], [250] , [251] , [252] argumentaram que os chimpanzés usam a direção do olhar para raciocinar sobre as intenções dos co-específicos. Santos e os seus colegas [253] chegaram a conclusões semelhantes com macacos rhesus, com base num paradigma experimental comparável. Embora controversos, estas tarefas e resultados levantam a possibilidade de os primatas catarrinos, incluindo os macacos do Velho Mundo e os símios, partilharem um sistema que associa caraterísticas observáveis (por exemplo, olhos) a conceitos não observáveis, como "ver", ou de todos os primatas partilharem um sistema primitivo que só pode construir conceitos baseados em caraterísticas observáveis, mas não em causas não observáveis [254] , [255].

Cognição física

Há quem defenda que os chimpanzés e outros grandes símios têm uma compreensão mais sofisticada da causalidade física do que os macacos, o que se reflecte na sua utilização de ferramentas na natureza [. [256] , [257] , [258] , [259] Esta conclusão é reforçada pelo facto de as tradições, tal como existem nos chimpanzés e nos orangotangos, estarem praticamente ausentes nos macacos. E quando existem, como parece ser o caso dos macacos-prego [260] , [261], compreendem apenas dois ou três comportamentos, que não têm a diversidade e complexidade que caracterizam as tradições comportamentais dos chimpanzés e orangotangos [210] , [262]. Mas será que existem provas de diferenças nas capacidades cognitivas físicas dos macacos e dos símios? A investigação com macacos mostrou que estes não têm em conta as caraterísticas não funcionais da superfície, como a cor e a forma, quando escolhem uma ferramenta, mas não conseguem perceber como as alterações na forma afectam as alterações na função [263] , [264] , [265] , [266] , [267] , [268] , [269] , [270]. Povinelli relatou resultados semelhantes para chimpanzés [199] e apresentou-lhes tarefas que envolviam acções comuns na natureza, tais como puxar, empurrar e picar. Após o treino, foi apresentada aos sujeitos uma escolha de método: uma era consistente com uma teoria de ligação intrínseca ou transferência de força, enquanto a outra escolha era consistente com uma teoria de contacto superficial. Com muito poucas excepções, o contacto superficial e/ou percetivo guiou as respostas dos chimpanzés nas várias tarefas com ferramentas. Assim, a compreensão da mecânica simples por parte dos grandes símios pode não diferir substancialmente da dos macacos.

Uma faceta importante da cognição física é a capacidade de quantificar objectos no nosso ambiente. Como tal, muitos animais, como aves, roedores e primatas, têm evidenciado conhecimentos numéricos [271]. Alguns dos trabalhos mais importantes nesta área demonstraram que os primatas partilham provavelmente um sistema não-verbal para ordenar números pequenos e grandes [272]. A investigação sugere especificamente que macacos, símios e humanos partilham um sistema de adição em chimpanzés: [273] , [274] , [275] , [276] , [277] , [278] em macacos rhesus [279], bem como para subtrair quantidades chimpanzé: [277] macacos [280] Além disso, a investigação com macacos rhesus e chimpanzés demonstrou que a capacidade de representar e quantificar objectos no ambiente é independente da modalidade. Num estudo, macacos rhesus num ambiente de laboratório fizeram corresponder o número de vocalizações que ouviam ao número de rostos que viam, como 2 vs. 3 [281]. Este resultado corresponde à investigação de campo que demonstra que os chimpanzés selvagens em patrulha comparam o número de vocalizações geradas por chimpanzés estrangeiros com o número de indivíduos do seu próprio grupo, recuando se o número de vocalizações exceder o número de indivíduos do seu próprio grupo [282]. Estas experiências de cognição física e numérica sugerem que não existem diferenças qualitativas significativas entre a compreensão dos chimpanzés e dos macacos dos aspectos não verbais do número ou de causas físicas não observáveis. Por conseguinte, as diferenças entre a utilização de ferramentas pelos grandes símios e pelos macacos na natureza podem refletir factores como uma maior destreza manual e coordenação motora fina, bem como variáveis sócio-cognitivas como a capacidade de beneficiar de convenções sociais e de copiar novas regras motoras.

Tolerância social

As diferenças afectivas e de temperamento também podem contribuir para a variação filogenética do desempenho comportamental [283] , [284] , [285]. Os grandes símios parecem ser capazes de retardar a gratificação durante mais tempo do que os macacos rhesus [284] , [285]. e podem ser mais tolerantes em relação a conspecíficos do que os macacos [286] , [287] , [288]. Mas também existem diferenças de tolerância entre os grandes símios. Estas diferenças afectam o desempenho cognitivo em determinados domínios. Por exemplo, a tolerância parece desempenhar um papel importante na frequência e diversidade de comportamentos cooperativos em chimpanzés e bonobos. Especificamente, numa tarefa de alimentação cooperativa, verificou-se que os bonobos eram mais tolerantes à alimentação conjunta do que os chimpanzés [289]. No entanto, quando a tarefa envolvia a recuperação de alimentos difíceis de monopolizar, não se registaram diferenças entre chimpanzés e bonobos. Para além da cooperação, a tolerância e o controlo inibitório podem igualmente afetar o desempenho em tarefas de cognição física e espacial [290]. Estes resultados apontam para variáveis temperamentais subtis que, em alguns casos, têm um efeito significativo no funcionamento cognitivo. Estes resultados sugerem que as capacidades de cognição social e física mais sofisticadas dos grandes símios se baseiam, em parte, num maior controlo inibitório em relação aos macacos, uma função executiva do córtex pré-frontal, que lhes pode permitir concentrar melhor a atenção, melhorando, por sua vez, a aprendizagem e a memória [291]. O temperamento e o controlo inibitório podem ser alvo de seleção direcional, na medida em que podem resultar em maior flexibilidade comportamental e aprendizagem, oferecendo aos indivíduos a oportunidade de explorar novos nichos nos seus ambientes sociais ou físicos, resultando num aumento da aptidão física. É possível que estas mudanças subtis de temperamento produzam repertórios comportamentais qualitativamente distintos entre espécies. Dadas as diferenças entre macacos e grandes símios acima referidas, o que é que se pode dizer sobre a LCA? A nossa hipótese é que as mudanças no paleoambiente no Mioceno tardio, que resultaram numa distribuição mais alargada de florestas, produziram uma tendência entre os grandes símios africanos para relações mais estáveis entre os sexos e associações mais fortes entre parentes masculinos [292]. O LCA viveu provavelmente num ambiente em que a irregularidade dos alimentos levou a uma ampla distribuição de fêmeas, selecionando os parentes masculinos para formarem coligações cooperativas para defenderem uma área de residência extensa. [292]. Dadas as evidências analisadas acima, concluímos que o LCA apresentava variações regionais em certas tradições comportamentais, "autoconsciência" e uma maior capacidade de seguir o olhar de outros agentes sociais. Além disso, concluímos que estas caraterísticas comportamentais estão relacionadas com capacidades acrescidas de controlo executivo para inibir respostas convencionais em favor da tolerância social e da procura de soluções novas e flexíveis para os problemas. Estas capacidades comportamentais são vantajosas para um primata social de grande porte, frugívoro, no final do Miocénico.

Reconstrução do LCA de hominídeos e paninídeos. O fenótipo neuroanatómico

Como primata catarrino, o cérebro do LCA teria sido especializado para a cognição social [293]. Tanto nos macacos macacos como nos humanos, o córtex pré-motor ventral e o córtex parietal inferior contêm neurónios que disparam quando um indivíduo executa ou observa diferentes acções orientadas para um objetivo [294]. Este "sistema de neurónios-espelho" serve potencialmente de substrato para compreender as acções dos outros, imitar novas competências e simular as intenções dos outros. Além disso, os cérebros dos catarrinos também contêm populações separadas de neurónios no córtex temporal que são selectivos para a direção do olhar, expressões faciais e identidade dos outros [295], bem como para os apelos vocais específicos da espécie [296] , [297]. Para além destas, há várias caraterísticas dos cérebros dos grandes símios existentes que os distinguem coletivamente dos outros primatas [298] , [299]. É mais parcimonioso concluir que estas caraterísticas evoluíram no tronco do grande macaco aproximadamente 14 Ma e, portanto, também estariam presentes no LCA. Aqui centramo-nos no fenótipo neocortical dos hominídeos vivos, com alguma referência a outros sistemas cerebrais, dando particular atenção à reorganização a nível histológico e molecular (Fig. 1a). O bioelectromagnetismo contribuiu com algumas das técnicas mais utilizadas na neurociência humana, como a magnetoencefalografia (MEG), a eletroencefalografia (EEG), a estimulação magnética transcraniana (TMS) e a estimulação eléctrica transcraniana (TES). O princípio fundamental da reciprocidade de Helmholtz fornece uma base comum para todas as quatro técnicas. Mais de 150 anos após a sua descoberta por Helmholtz em 1853, a reciprocidade é importante para avaliar os pontos fortes e as limitações destas quatro ferramentas clássicas da neurociência [300]. A MEG está intimamente relacionada com o EEG, e ambos permitem medições não invasivas e multicanais da atividade neuronal com uma resolução temporal elevada, da ordem dos milissegundos. São ideais para o estudo da dinâmica cerebral. Teoricamente, ambos os conjuntos de técnicas estão fundamentalmente ligados pelo teorema da reciprocidade de Helmholtz. Existe uma relação teórica e prática entre a MEG/EEG e a neuroestimulação por estimulação eléctrica transcraniana (TES) ou magnética transcraniana (TMS), estando ambos os conjuntos de técnicas fundamentalmente ligados pelo teorema da reciprocidade de Helmholtz.

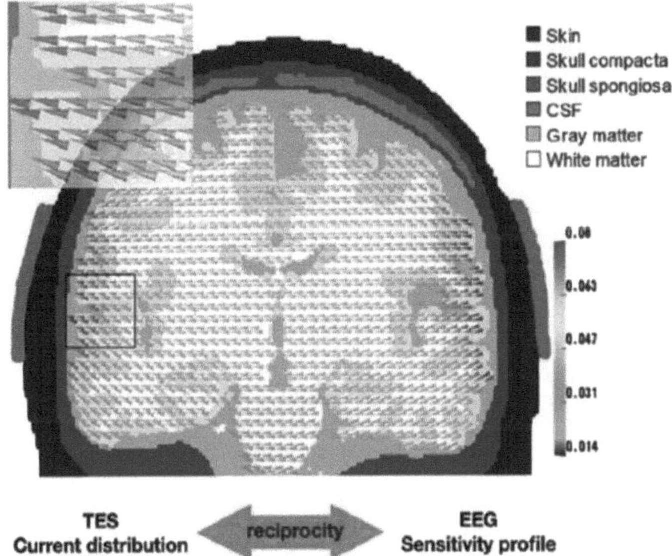

Fig. 17. Ilustração do teorema da reciprocidade de Helmholtz. O mesmo campo vetorial representa, por um lado, a distribuição de corrente induzida por dois eléctrodos de estimulação eléctrica transcraniana (TES) (mancha vermelha: ânodo, mancha azul: cátodo) e, por outro lado, o perfil de sensibilidade destes dois eléctrodos às fontes de corrente num dado local[301].

Considere-se um cenário simples de TES em que as correntes são injectadas e descarregadas através de duas manchas de eléctrodos sobre áreas cerebrais temporais direita (vermelho anódico) e esquerda (azul catódico). A Figura 1 mostra a distribuição calculada da intensidade da corrente e da orientação da corrente no cérebro, calculada num modelo de três compartimentos de pele, crânio e cabeça do cérebro. É importante notar que a mesma distribuição tem uma segunda interpretação igualmente válida, uma vez que representa o perfil de sensibilidade denominado campo de chumbo de um registo EEG com esta configuração de eléctrodos, apenas dois eléctrodos. Mais precisamente, o vetor num determinado voxel descrito pela posição, orientação e magnitude/comprimento ilustra qual a diferença de potencial entre os dois eléctrodos que seria medida se uma suposta fonte neuronal com uma intensidade unitária de 1 estivesse orientada na direção do cone. Para uma corrente de qualquer orientação, a projeção sobre este vetor de campo de derivação pode ser calculada para produzir o potencial medido. Uma corrente orientada perpendicularmente à orientação do cone não geraria, por exemplo, uma diferença de potencial mensurável entre os dois eléctrodos, sendo a projeção igual a zero. Assim, as fontes neurais nas regiões subcorticais (verde escuro) são mais difíceis de excitar através da estimulação transcraniana por corrente contínua/estimulação transcraniana por corrente alternada (tDCS/tACS) do que as estruturas corticais que estão localizadas mais perto das manchas de tDCS (vermelho) e os geradores neurais em estruturas mais profundas evocam reciprocamente diferenças de potencial menores entre os eléctrodos. Embora as estruturas mais profundas sejam excitáveis apenas por correntes mais fortes, esta estimulação excitaria paralelamente fontes superficiais num grau muito mais forte, a não ser que fossem utilizadas técnicas de interferência sofisticadas [302]. Do mesmo modo, a MEG/EEG é menos sensível à atividade neural da área subcortical do cérebro [303] e a localização destas fontes é menos precisa do que a das fontes corticais. Uma outra reciprocidade importante diz respeito à MEG e à TMS: como as fontes que são predominantemente orientadas ortogonalmente em relação ao couro cabeludo ou em fontes radiais evocam quase nenhum campo magnético mensurável fora da cabeça, estas fontes não podem, reciprocamente, ser excitadas ou inibidas através da estimulação magnética.

O conceito de reciprocidade de Helmholtz está relacionado com os conceitos de problemas avançados e inversos que são igualmente relevantes para o resto deste manuscrito. O problema direto, no contexto do EEG/MEG, refere-se ao problema de estimar os potenciais e/ou campos magnéticos nos eléctrodos de EEG e/ou nas localizações dos sensores MEG dentro e/ou fora da cabeça para um dipolo numa localização específica no cérebro com uma dada orientação. O problema inverso refere-se ao problema de estimar a distribuição da fonte de corrente no cérebro que dá origem a um determinado potencial e/ou padrão de campo magnético dentro e/ou fora da cabeça. Helmholtz já havia observado que a solução para o problema inverso do EEG/MEG não é única, ou seja, um número infinito de distribuições de corrente pode levar ao mesmo padrão de potencial e campo magnético. Portanto, os métodos de localização de fontes de EEG/MEG empregam restrições adicionais para produzir uma solução única.

MEG/EEG e TMS/TES

Os sensores MEG/EEG recolhem, de forma silenciosa e não invasiva, com uma resolução temporal de milissegundos, o campo magnético ou o potencial elétrico, respetivamente, que é causado pela atividade neuronal no cérebro. A relação direta entre os sinais registados e as correntes neuronais subjacentes não é afetada por processos intermédios (como o acoplamento neurovascular), conduzindo assim a uma representação dinâmica e rica em informação da atividade neuronal em grande escala. Enquanto a MEG/EEG efectua registos não invasivos dos sinais gerados pela atividade neuronal, o objetivo da TMS/TES é a modulação controlada da atividade neuronal através da injeção de campos magnéticos ou correntes eléctricas no cérebro [304] , [305]. Existem várias vantagens na combinação de MEG/EEG com técnicas de neuroestimulação. [305] , [306]. Em primeiro lugar, permite aos investigadores avaliar e monitorizar o efeito da neuroestimulação na atividade neural, utilizando a cobertura de todo o cérebro e a elevada resolução temporal e espacial que o MEG/EEG oferece. Em segundo lugar, a configuração da neuroestimulação pode ser optimizada para alvos específicos [307] e modular padrões de atividade neural específicos, como as oscilações cerebrais, para investigar a sua relevância causal para os processos cognitivos [308] [309]. Em terceiro lugar, a neuroestimulação tem uma relevância translacional significativa, particularmente para o tratamento de perturbações neurológicas e de saúde mental [304] , [310] , [311] Neste caso, a MEG/EEG e a neuroestimulação podem ser combinadas para ajudar a otimizar os protocolos de estimulação, identificar mecanismos de ação e avaliar de forma mais robusta os efeitos do tratamento. Os sinais MEG e EEG podem mesmo ser registados simultaneamente durante a TMS/TES, com a atual exceção da TMS/MEG simultânea. Embora os registos EEG possam ser momentaneamente interrompidos durante a TMS física, evitando a saturação do amplificador EEG [309] , [311] esta opção aguarda a nova geração de sensores MEG. Embora não seja tão forte como a TMS, a TES também gera artefactos bastante fortes durante os registos EEG e MEG, mas os amplificadores EEG modernos e os sensores SQUID (superconducting quantum interference device) modernos podem tolerar as correntes que são normalmente aplicadas (<4 mA) [312] , [313] , [314] , [315]. No entanto, a remoção dos artefactos TES/TMS dos sinais EEG e MEG não é trivial, porque a amplitude do artefacto é modulada por vários processos rítmicos e não rítmicos, como os batimentos cardíacos, a respiração, o movimento da cabeça e as alterações na impedância dos eléctrodos [316] , [317].

Magnetómetros com bombeamento ótico: Nova tecnologia de magnetoencefalografia (MEG)

Os magnetómetros com bomba ótica (OPM) foram desenvolvidos recentemente e representam uma alternativa promissora aos sistemas MEG tradicionais baseados em SQUID [318]. Os OPM não dependem da supercondutividade para funcionar e, por conseguinte, não necessitam de hélio líquido. Por conseguinte, os sistemas MEG baseados em OPM são mais fáceis e económicos de manter. Uma conceção típica utiliza um fotodíodo para medir a intensidade da luz laser depois de esta ter passado por uma célula de vidro cheia de gás [319]. A transmissão da luz é sensível às alterações do campo magnético ambiente, que podem ser detectadas pelo fotodíodo. A sensibilidade dos OPM aumentou significativamente nos últimos anos e é atualmente semelhante à sensibilidade dos sensores SQUID. O tamanho dos sensores OPM também pode ser significativamente reduzido e, por conseguinte, pode agora ser integrado em sistemas móveis como o EEG (ver Fig. 2). É importante notar que os OPM beneficiam da distância reduzida entre os sensores e o cérebro, o que conduz a um desempenho comparável dos actuais sistemas OPM (com menos de 50 sensores) ao dos sistemas SQUID com mais de 100 sensores [320] , [321]. Apesar das suas vantagens óbvias, os OPM estão limitados por uma largura de banda de sinal relativamente baixa, cerca de 150 Hz, em comparação com vários kHz para os SQUID, e por vários desafios técnicos, como a diafonia entre sensores vizinhos, que têm de ser resolvidos para os sistemas OPM de alta densidade e de escala completa.

2.0 Materiais e métodos

Em trabalhos anteriores foi analisado o papel do cérebro humano e do sistema nervoso na criação da mente [322] , [323] , [324] , 325] , [326] , [327] , [328] , [329] para entender o social e o desenvolvimento da cognição e o sistema neural que os originou. Muitos conceitos e teorias foram retirados da Wikipédia e da Enciclopédia Britânica e da experiência pessoal no tratamento de 2.770 doentes com psoríase, artrite psoriática e doenças relacionadas, conforme publicado [336] , [337] e num estudo paralelo realizado em 3.191 doentes vacinados voluntariamente com uma vacina original de amastigotas de leishmania para proteção e tratamento da leishmaniose cutânea, conforme publicado [338] ,[339] , 340] , [341] , [342] , [343] , [344].

3.0 Resultados

Proteínas na membrana dos neurónios no cérebro humano

A renovação e a degradação das proteínas da membrana são necessárias para o funcionamento e a saúde de todas as células. Os neurónios vivem durante toda a vida de um organismo e são células altamente polarizadas com compartimentos axonais e dendríticos espacialmente segregados. Tanto a longevidade como a complexidade morfológica representam desafios para a degradação regulada das proteínas da membrana. [345]. A síntese e a degradação contínuas através da regulação homeostática da renovação das proteínas garantem um conjunto funcional de proteínas. A longevidade neuronal e a complexidade morfológica representam desafios para a renovação das proteínas citosólicas e membranares, que estão sujeitas à degradação proteasómica. Em contrapartida, as proteínas membranares são degradadas por um mecanismo endo-lisossómico ou por autofagia. Os defeitos na degradação das proteínas citosólicas e membranares resultam normalmente na acumulação de proteínas e na disfunção neuronal. Esses defeitos podem ocorrer nas sinapses antes dos defeitos no corpo celular e são caraterísticas de muitas doenças neurodegenerativas [345].

As membranas celulares são estruturas supramoleculares intrincadas e multicomponentes, com uma morfologia e composição química complexas e variáveis. As proteínas de membrana estão presentes nas membranas celulares de todos os organismos vivos e contribuem para as suas propriedades biológicas e físico-químicas. A estrutura, a função e a mobilidade das proteínas de membrana estão intimamente ligadas à estrutura e à composição das membranas e do ambiente que as rodeia. As membranas celulares são essenciais para a homeostase em estado estacionário das células e para a sua reação às alterações ambientais. As proteínas das membranas estão envolvidas numa variedade de processos celulares dinâmicos, como o transporte iónico e molecular, o transporte de electrões, a transdução de sinais, as reacções enzimáticas e a comunicação intercelular. Apesar da sua abundância relativa (25-30% de todas as proteínas) e do seu papel importante nos processos vitais, existe muito menos informação estrutural e funcional sobre as proteínas de membrana do que sobre outros tipos de proteínas. [A primeira estrutura de alta resolução de uma proteína de membrana foi publicada em 1985 [1,2]. [347] , [348]. Atualmente, mais de 1500 estruturas únicas de proteínas de membrana foram determinadas em resolução atómica [3][349]. Em comparação, até ao final de 2022, cerca de 200 000 estruturas proteicas foram depositadas no Protein Data Bank [4] [350]. A versatilidade do sistema nervoso resulta não só da diversidade de formas como os neurónios comunicam em circuitos, mas também da sua "plasticidade" ou capacidade de alterar essas ligações quando é necessário recordar novas informações, quando os seus parceiros de circuito mudam ou quando surgem outras condições. Um novo estudo realizado por neurocientistas do Instituto Picower para a Aprendizagem e Memória do MIT mostra como uma única proteína situada na linha da frente das ligações neuronais, ou sinapses, pode alterar profundamente a forma como alguns neurónios comunicam e implementam a plasticidade. Descobriu-se que a expressão da proteína tomosina é um fator determinante para saber se os neurónios pré-sinápticos que enviam sinais para controlar a contração muscular serão fásicos, o que significa que libertam rapidamente uma grande quantidade do neurotransmissor glutamato através das sinapses para impulsionar a comunicação, ou se serão tónicos, o que significa que distribuirão o glutamato em doses medidas, mantendo algum em reserva. Como os neurónios tónicos têm essas reservas, segundo o estudo, podem aumentar a libertação de glutamato quando os receptores da sinapse começam a falhar, uma plasticidade conhecida como potenciação homeostática pré-sináptica (PHP). Os neurónios fásicos, com pouca ou nenhuma reserva mediada pela tomosina, não conseguem responder de forma semelhante. "Se se romper a sinapse no lado pós-sináptico, o neurónio pré-sináptico reconhecerá esse facto e gerará mais saída para manter a resposta sináptica global igual. Este tipo crítico de plasticidade adaptativa requer tomosina, diz Troy Littleton, autor sénior do novo estudo ineLife e Professor Menicon de Neurociências no Instituto Picower e nos departamentos de Biologia e Ciências Cognitivas e do Cérebro do MIT. "A diversidade na capacidade de diferentes neurónios expressarem esta forma de plasticidade depende do facto de expressarem normalmente a proteína ou não. Compreender o papel da Tomosyn nos neurónios é importante não só para definir o funcionamento fundamental das sinapses e dos mecanismos de plasticidade, um objetivo a longo prazo do laboratório de Littleton, mas também porque, tal como as moscas, os seres humanos produzem proteínas tomosyn e têm classes de neurónios tónicos e fásicos. [351]

Onde é que as proteínas da membrana são degradadas nos neurónios?

As distâncias entre os dendritos, o corpo celular e a ponta do axónio levantam questões sobre a regulação espacial da separação e degradação das proteínas da membrana. Foram propostas três formas de remover as proteínas da membrana sináptica dos axónios e dendrites distais (Fig.1), nomeadamente (1) as proteínas da membrana sináptica podem ser selecionadas para endossomas e autofagossomas para tráfico retrógrado de volta para o corpo celular, (2) as proteínas da membrana podem ser selecionadas e degradadas localmente, e (3) as proteínas da membrana podem ser segregadas e absorvidas pelas células vizinhas para degradação. Nesta secção, analisaremos as evidências actuais para estas três possibilidades. A forma como os mecanismos endolisossomais ou autofagossomais implicados podem funcionar nos diferentes compartimentos neuronais será discutida na secção seguinte.

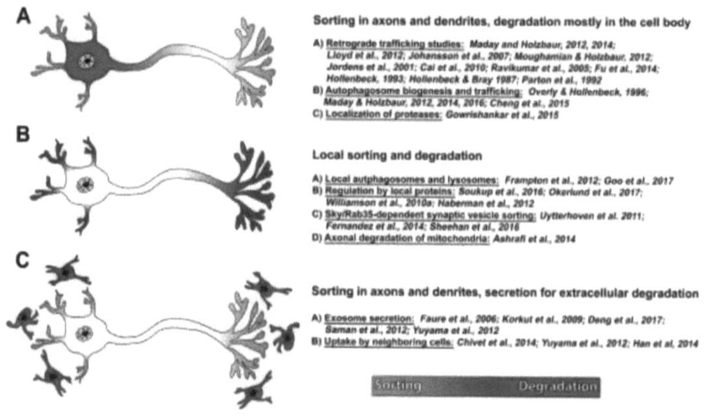

Figura 18 Três modelos para o local onde as proteínas da membrana neuronal são selecionadas e degradadas. (A) As proteínas da membrana sináptica são selecionadas para degradação localmente e, em seguida, sofrem um tráfico axonal retrógrado para o corpo celular para degradação. (B) A triagem e a degradação das proteínas da membrana sináptica ocorrem localmente nos terminais axonais e nos dendritos. (C) Os neurónios libertam as proteínas da membrana sináptica para o exterior através de vesículas extracelulares, que são levadas pelas células vizinhas para serem degradadas [345].

Degradação local de proteínas de membrana na sinapse

Os neurónios têm de responder rápida e homeostaticamente a condições variáveis, tanto durante o desenvolvimento do crescimento axonal e dendrítico como durante a atividade neuronal. A ampla evidência de síntese proteica local e de degradação proteasomal nos dendritos sugere fortemente a regulação autónoma da renovação proteica nas sinapses [352] , [353] , [354] , [355]. A maioria dos estudos sobre a degradação das proteínas nos neurónios centrou-se na degradação proteasómica, e vários estudos demonstraram que as proteínas são degradadas localmente através da degradação proteasómica nos terminais pós-sinápticos. [356] , [357] , [358]. No entanto, a degradação proteasómica pode não ser responsável pela degradação da maioria das proteínas sinápticas nos terminais axonais [359]. À semelhança da maquinaria de degradação proteasómica, a maquinaria de degradação da membrana foi observada tanto nos terminais axonais como perto ou nas espinhas dendríticas .[360] , [361]. Frampton et al. (2012) mostraram a abundância das proteínas proteína de membrana associada a lisossomas 2 (LAMP2) e proteína associada a microtúbulos 1 de cadeia leve 3 (LC3) em axónios e terminais axonais, sugerindo que os lisossomas e autolisossomas estão localizados nos terminais axonais. Utilizando culturas neuronais compartimentadas do gânglio cervical superior do rato (SCG), observaram um aumento significativo da proteína LAMP2 exclusivamente nos axónios distais aquando da estimulação com o fator de crescimento nervoso (NGF) [360]. O recrutamento de lisossomas para as espinhas dendríticas de uma forma dependente da atividade também foi recentemente relatado [361]. Estas observações sugerem que a abundância de lisossomas, e talvez a degradação lisossómica, é regulada localmente nos terminais axonais distais, e possivelmente de forma independente dos lisossomas no corpo celular [Fig. 1(B)]. [345]. Vários estudos recentes caracterizaram mecanismos para a regulação local da formação de autofagossomas por proteínas sinápticas em terminais axonais. Soukup et al. (2016) [362] demonstraram um papel inesperado da proteína sinapticamente enriquecida Endophilin A (EndoA), que foi previamente caracterizada durante a endocitose de vesículas sinápticas [363]. Na fosforilação pela quinase LRRK2 associada à doença de Parkinson, a EndoA recruta a Atg3 para a membrana em crescimento dos autofagossomas e faz com que ela se coloque com a Atg8 (LC3) [362].

Libertação para as células vizinhas

Os neurónios podem libertar-se de proteínas de membrana e de outras cargas através da libertação de vesículas extracelulares (VE), seguida de absorção por uma célula vizinha [Fig. 1(C)] [364] , [365] , [366]. Os dois principais tipos de EVs são os exossomas e as microvesículas. Os exossomas são vesículas intraluminais (ILVs) no interior de corpos multivesiculares (MVBs) que são libertados para o espaço extracelular após a fusão direta dos MVBs com a membrana plasmática. As microvesículas são vesículas que se formam através de um brotamento para o exterior da membrana plasmática. Consequentemente, as microvesículas são normalmente maiores (100 nm a 1 um de diâmetro) do que os exossomas (30-100 nm de diâmetro)[367]. O conteúdo que pode ser libertado como EV não se limita às proteínas da membrana e inclui ARNm, proteínas citosólicas e lípidos. Foram propostas duas funções gerais para a secreção de exossomas: degradação e comunicação intercelular. Aqui, concentramo-nos no que se sabe sobre a degradação de proteínas de membrana pelas células vizinhas, enquanto outras funções dos exossomas são apresentadas e exaustivamente revistas noutro local [368] , [369] , [370] , [371] , [372] A secreção de exossomas pelos neurónios foi inicialmente descrita em neurónios corticais maduros, bem como in vivo na junção neuromuscular (NMJ) de Drosophila [373] , [374]. Desde então, muitos estudos sobre a degradação de proteínas de membrana nos neurónios centraram-se na libertação de proteínas e agregados associados a doenças, como a tau, os péptidos beta-amiloide, a huntingtina e a superóxido dismutase-1 (SOD-1), dos neurónios através dos exossomas [375] , [376] , [377]. Foi recentemente demonstrado que a proteína da vesícula sináptica cysteine string protein (CSPa) medeia a libertação de exossomas que contêm huntingtina e superóxido dismutase-1 (SOD-1) [377]. Consequentemente, a perda de função da CSPa em mutantes de Drosophila e C. elegans demonstra movimentos descoordenados, neurodegeneração e letalidade precoce, possivelmente devido à libertação defeituosa da huntingtina 72Q e da SOD-1 [378] , [379]. As EV libertadas por um neurónio podem ser absorvidas por outro neurónio, pela glia ou por quaisquer outras células vizinhas. Foi demonstrado que a atividade sináptica influencia a ligação dos exossomas aos neurónios vizinhos e não às células gliais [380]. Os EVs podem então ser degradados em qualquer uma destas células receptoras, fundindo-se diretamente com a membrana plasmática, seguida de endocitose e degradação endolisossomal. Foi relatado que os péptidos amiloide-beta libertados através de exossomas neuronais são eliminados através da micróglia [376] Os exossomas também podem ser libertados para outras células vizinhas, incluindo os músculos na junção neuromuscular (NMJ) [372] e as células epiteliais no caso dos neurónios de arborização dendrítica (da) da classe IV sensorial da Drosophila [381], Além disso, foi relatada a depuração de fragmentos de dendritos degenerados do neurónio da classe IV da Drosophila para as células epidérmicas vizinhas [381] Em contrapartida, é menos claro se as proteínas da membrana sináptica são degradadas nas células vizinhas.

Que proteínas de membrana e mecanismos estão implicados na degradação neuronal

Os autofagossomas e os compartimentos endolisossomais estão disponíveis nos axónios distais e nos dendritos; identificam cargas que podem ser degradadas por estes mecanismos; a lista de proteínas de membrana testadas até agora é relativamente curta (Fig. 2).

Autofagia sináptica

A autofagia é altamente conservada desde a levedura até aos mamíferos e a maior parte do nosso conhecimento provém de estudos em células não neuronais ou em corpos celulares neuronais [382]. Ao contrário das células não neuronais, os neurónios primários em cultura podem não regular a autofagia em resposta à fome, mas utilizam a autofagia constitutiva para manter a homeostase proteica. [383]. Vários estudos recentes centraram-se na caraterização molecular da autofagia neuronal, particularmente nos terminais pré-sinápticos. [384] , [385] , [386] , [387] A macroautofagia é bem caracterizada pela sua capacidade de degradar proteínas de membrana, organelos, proteínas citosólicas e agregados proteicos. A recente observação de vesículas sinápticas em estruturas pré-autofágicas na NMJ de Drosophila e corpos celulares de neurônios hipocampais de ratos cultivados por Binotti et al. (2015) [388] sugere que as proteínas da vesícula sináptica podem ser degradadas como carga a granel, embora a degradação não tenha sido mostrada diretamente (Fig. 2 (B)). Eles demonstraram que uma pequena Rab GTPase Rab26, que é predominantemente localizada em regiões sinápticas em Drosophila [389] interage com Atg16L e direciona vesículas sinápticas para estruturas pré-autofagossômicas [388] A superexpressão de Rab26 resultou no acúmulo de vesículas sinápticas em pré-autofagossomos em Drosophila NMJ. Isto sugere um mecanismo que envolve diretamente todas as vesículas sinápticas para degradação, sem uma triagem mais específica das proteínas. As proteínas da membrana pós-sináptica, como as subunidades dos receptores GABA e AMPA, são degradadas através da autofagia, embora se desconheça onde estes receptores são degradados (Fig. 2(B)) [390] , [391] , [392]. A degradação das subunidades GluA1 e GluA2 do recetor AMPA, avaliada por análises de western blot de neurónios do hipocampo ou corticais de rato em cultura, foi correlacionada com os marcadores autofágicos ou lisossómicos LC3-II e LAMP1, respetivamente [391] , [392] . Além disso, a inibição da autofagia com Wortmannin impediu a degradação dos receptores AMPA[391]. No sistema neuromuscular de C. elegans, foi relatado que os receptores GABA internalizados se colocalizam com autofagossomas [390] A perda da inervação dos neurónios motores GABA e acetilcolina na pós-sinapse, o músculo dorsal, causou a internalização e a separação de apenas receptores GABA, mas não de acetilcolina, em autofagossomas no músculo dorsal. Isto sugere que a autofagia pode empregar uma triagem específica da carga para a degradação pós-sináptica.

Quando é que as proteínas da membrana são degradadas nos neurónios?

A renovação das proteínas da membrana desempenha um papel importante durante o desenvolvimento, a função e a manutenção dos neurónios. A degradação constitutiva das proteínas da membrana pode ocorrer durante todas as fases da vida de um neurónio e não é regulada pela atividade neuronal (Fig. 2(A)). Em contrapartida, a renovação e a degradação dependentes da atividade são uma função direta dos níveis de atividade neuronal e são relevantes para a função e a manutenção (Fig. 2(B)).

Degradação constitutiva e desenvolvimental

A degradação constitutiva de proteínas, independente da atividade, foi recentemente salientada [393] , [394]. As proteínas das vesículas sinápticas podem sofrer uma renovação e degradação constitutivas já durante o desenvolvimento (Fig. 2(A)). A sinaptotagmina 1 (Syt1), um sensor de cálcio necessário para a libertação das vesículas sinápticas, e a n-Syb já estão presentes nos terminais axonais antes da sinaptogénese [395] , [396]. Embora a autofagia sináptica tenha sido descrita como um mecanismo de degradação constitutivo [397], ainda não é claro se este mecanismo degrada as proteínas das vesículas sinápticas durante o desenvolvimento. A degradação das proteínas da membrana tem sido implicada no desenvolvimento neural, incluindo o crescimento axonal, a eliminação de sinapses e a poda [398] , [399]. O controlo espácio-temporal da disponibilidade dos receptores de membrana necessários ao desenvolvimento na superfície dos terminais axonais é regulado através da renovação das proteínas. Defeitos no sistema endolisossómico levaram à acumulação de proteínas de membrana não degradadas antes e depois da sinaptogénese [400]. Mutações no ubíquo fator de maturação endossómica rab7 em Drosophila surpreendentemente não afectam o desenvolvimento embrionário e larvar[401]. No entanto, as proteínas de membrana acumulam-se lentamente durante o desenvolvimento e, consequentemente, a autofagia é regulada positivamente. Durante as fases adultas posteriores, a depuração deficiente das proteínas de membrana no organismo em desenvolvimento provoca neurodegeneração. Os neurónios fotorreceptores de Drosophila deficientes em rab7 completam o desenvolvimento e funcionam normalmente desde que não sejam estimulados[401]. Estes resultados indicam que o turnover endolisossómico constitutivo dependente de rab7 não é necessário para o desenvolvimento destas células. Do mesmo modo, as mutações nos genes específicos dos neurónios n-Syb e V100 conduzem à acumulação de endossomas precoces e autofagossomas durante o desenvolvimento, mas não afectam o desenvolvimento dos neurónios fotorreceptores [401] , [402] , [403] , 404]. O momento pode ser crítico: uma vez que os neurónios fotorreceptores da Drosophila] . se desenvolvem num período de apenas alguns dias, a acumulação de detritos pode não afetar estes neurónios de desenvolvimento rápido tão profundamente como os neurónios com um desenvolvimento mais longo. A eliminação do excesso de sinapses através da poda é relatada como ocorrendo via autofagia. Os componentes da maquinaria autofágica começam a expressar-se e a localizar-se nos axónios no início do desenvolvimento [405]. O bloqueio da formação de autofagossomas por knockdown de Atg7 provoca a extensão excessiva dos axónios, enquanto a ativação da autofagia pela rapamicina suprime a extensão axonal [406]. Nos terminais axonais do neurónio motor em desenvolvimento, a NMJ, as sinapses excessivas são eliminadas através do envolvimento das pontas dos axónios em retração pelas células gliais circundantes, e as membranas axonais em degradação foram associadas a autolisossomas positivos para LC3 [405]. A inibição do mTOR pela rapamicina corrige os defeitos de desenvolvimento da poda da coluna vertebral em ratinhos mutantes para o Tsc2 causador do autismo [407].

4.0 Discussão e conclusão

A interação da radiação electromagnética (REM) com o cérebro explica o metabolismo e o transporte de neurotransmissores, mensageiros da transmissão sináptica, com papéis críticos no comportamento cognitivo e emocional. A exposição a campos electromagnéticos pode causar alterações estruturais e funcionais no sistema nervoso, dependendo da frequência da radiação. A partícula no campo eletromagnético (EM) para a função da mente, designamos por "Mindtron", tal como o fotão. A bioelectromagnética estuda os efeitos da EMR nos organismos vivos, os seus efeitos dependem da potência e da frequência da radiação. Os neurotransmissores permitem que os neurónios comuniquem entre si. Permitem que o cérebro desempenhe uma série de funções, através do processo de transmissão sináptica química. Estas substâncias químicas endógenas são essenciais para moldar a vida e as funções quotidianas. A transmissão sináptica química ocorre através da libertação de neurotransmissores das células neurais pré-sinápticas para os receptores pós-sinápticos. Foram observadas alterações nos níveis de neurotransmissores específicos em várias doenças neurológicas, incluindo a doença de Parkinson, a esquizofrenia, a depressão e a doença de Alzheimer. Existem vários neurotransmissores utilizados pelo organismo para diferentes funções, incluindo a acetilcolina, o glutamato, o GABA, a glicina, a dopamina, a norepinefrina e a serotonina. O glutamato é o principal neurotransmissor excitatório utilizado no cérebro. É também o principal mediador da plasticidade do sistema nervoso. O glutamato tem sido implicado em sinapses modificáveis; os investigadores acreditam que são os elementos de armazenamento de memória do cérebro. O ácido gama-aminobutírico (GABA) e a glicina, pelo contrário, são os principais neurotransmissores inibitórios. O GABA é responsável por 40% do processamento inibitório no cérebro. A glicina encontra-se sobretudo na espinal medula. A dopamina, um dos principais neurotransmissores, desempenha um papel essencial na aprendizagem, no controlo motor, na recompensa, nas emoções e nas funções executivas. A dopamina também tem sido implicada em perturbações psiquiátricas e neurológicas. A serotonina é um neurotransmissor que modula múltiplos processos neuropsicológicos e a atividade neural. Muitos medicamentos utilizados em psiquiatria e neurologia têm como alvo a serotonina, que também tem implicações que afectam os processos gastrointestinais, como a motilidade intestinal, o controlo da bexiga e a função cardiovascular. A norepinefrina é uma monoamina que é sintetizada no sistema nervoso central e nos nervos simpáticos. O locus coeruleus do cérebro desempenha um papel vital na sinalização da norepinefrina. A libertação de norepinefrina no cérebro exerce efeitos numa variedade de processos, incluindo o stress, o sono, a atenção, a concentração e a inflamação. Também desempenha um papel na modulação das respostas do sistema nervoso autónomo. A histamina é outro neurotransmissor que medeia funções homeostáticas no corpo, promove a vigília, modula o comportamento alimentar e controla o comportamento motivacional. O glutamato tem sido implicado em múltiplos estudos neurodegenerativos e tem um papel na patogénese da doença de Alzheimer, a patologia neurodegenerativa mais comum que afecta a população idosa. A excitotoxicidade do glutamato acelera a progressão da doença de Alzheimer e tem um papel na patogénese da doença de Parkinson. Na doença de Parkinson, estão presentes mutações nos genes que codificam as proteínas parkin e DJ1, que estão envolvidas na regulação das sinapses excitatórias de glutamato. Estas proteínas podem também proteger os neurónios contra a excitotoxicidade do glutamato. O ácido gama-aminobutírico (GABA), o principal neurotransmissor inibitório do sistema nervoso central, é utilizado no tratamento de perturbações de ansiedade, insónia, epilepsia e outras doenças. Estes fármacos alteram a função GABAérgica, actuando sobre os receptores GABA-A e GABA-B. A dopamina desempenha um papel importante em vários processos fisiológicos e na patologia das doenças psiquiátricas e neurodegenerativas. As perturbações na neurotransmissão da dopamina estão implicadas na esquizofrenia, psicose, depressão, síndrome de Tourette e perturbação de défice de atenção e hiperatividade. Relativamente às doenças neurodegenerativas, a dopamina está relacionada com a doença de Parkinson, a esclerose múltipla e a doença de Huntington. Tem havido uma ampla investigação sobre o papel dos neurónios dopaminérgicos na doença de Parkinson. Atualmente, a investigação sugere que a degeneração dos neurónios dopaminérgicos na substância negra pars compacta está envolvida na patogénese da doença de Parkinson. A serotonina, um neurotransmissor que controla vários processos neuropsiquiátricos, tem sido implicada na patogénese da depressão. A investigação demonstrou que os doentes com depressão endógena apresentam níveis plasmáticos baixos de triptofano, um precursor da serotonina. Além disso, estudos post-mortem encontraram uma associação entre a diminuição dos níveis de serotonina no cérebro e o suicídio, entre os doentes deprimidos. Tendo em conta este facto, foram desenvolvidos vários medicamentos que visam a serotonina no tratamento da depressão. Por exemplo, os antidepressivos tricíclicos actuam aumentando os níveis de serotonina na sinapse. A norepinefrina está envolvida na patogénese das perturbações neuropsiquiátricas. As alterações no disparo do locus coeruleus, a desregulação da função da norepinefrina, a regulação dos receptores sinápticos e a disponibilidade de norepinefrina são o resultado da patogénese. As doenças relacionadas com a disfunção da norepinefrina incluem perturbações de ansiedade, perturbações do humor, perturbação de hiperatividade com défice de atenção, doença de Alzheimer e perturbação de stress pós-traumático. Além disso, muitos dos sintomas destas perturbações são diretamente atribuíveis à disfunção da norepinefrina nos circuitos neurais. Um fator que contribui para a patogénese das doenças mediadas por IgE é o neurotransmissor histamina. Produzida nos mastócitos, a histamina exerce os seus efeitos no organismo ligando-se a determinados receptores de histamina. Duas das principais caraterísticas da asma, o broncoespasmo e o edema da mucosa, estão diretamente relacionadas com a estimulação dos receptores de histamina. A histamina está também implicada na patogénese da esclerose múltipla, que se caracteriza por desmielinização inflamatória no sistema nervoso central. Em modelos animais, foi demonstrado que a histamina altera a permeabilidade da barreira hemato-encefálica. Esta alteração da permeabilidade levou a um aumento das células que se infiltram no sistema nervoso central, aumentando subsequentemente a neuroinflamação. A interação da radiação electromagnética (REM) com o cérebro explica o metabolismo e o transporte de neurotransmissores, mensageiros da transmissão sináptica, com papéis críticos no comportamento cognitivo e emocional. A exposição a campos electromagnéticos pode causar alterações estruturais e funcionais no sistema nervoso, dependendo da frequência da radiação. A partícula no campo eletromagnético (EM) para a função da mente, designamos por "Mindtron", tal como o fotão. A bioelectromagnética estuda os efeitos da EMR nos organismos vivos, os seus efeitos dependem da potência e da frequência da radiação. Os neurotransmissores permitem que os neurónios comuniquem entre si. Permitem que o cérebro desempenhe uma série de funções, através do processo de transmissão sináptica química. Estas substâncias químicas endógenas são essenciais para moldar a vida e as funções quotidianas. A transmissão sináptica química ocorre através da libertação de neurotransmissores das células neurais pré-sinápticas para os receptores pós-sinápticos. Foram observadas alterações nos níveis de neurotransmissores específicos em várias doenças neurológicas, incluindo a doença de Parkinson, a esquizofrenia, a depressão e a doença de Alzheimer. Existem vários neurotransmissores utilizados pelo organismo para diferentes funções, incluindo a acetilcolina, o glutamato, o GABA, a glicina, a dopamina, a norepinefrina e a serotonina. O glutamato é o principal neurotransmissor excitatório utilizado no cérebro. É também o principal mediador da plasticidade do sistema nervoso. O glutamato tem sido implicado em sinapses modificáveis; os investigadores acreditam que são os elementos de armazenamento de memória do cérebro. O ácido gama-aminobutírico (GABA) e a glicina, pelo contrário, são os principais neurotransmissores inibitórios. O GABA é responsável por 40% do processamento inibitório no cérebro. A glicina encontra-se sobretudo na espinal medula. A dopamina, um dos principais neurotransmissores, desempenha um papel essencial na aprendizagem, no controlo motor, na recompensa, nas emoções e nas funções executivas. A dopamina também tem sido implicada em perturbações psiquiátricas e neurológicas. A serotonina é um neurotransmissor que modula múltiplos processos neuropsicológicos e a atividade neural. Muitos medicamentos utilizados em psiquiatria e neurologia têm como alvo a serotonina, que também tem implicações que afectam os processos gastrointestinais, como a motilidade intestinal, o controlo da bexiga e a função cardiovascular. A norepinefrina é uma monoamina que é sintetizada no sistema nervoso central e nos nervos simpáticos. O locus coeruleus do cérebro desempenha um papel vital na sinalização da norepinefrina. A libertação de norepinefrina no cérebro exerce efeitos numa variedade de processos, incluindo o stress, o sono, a atenção, a concentração e a inflamação. Também desempenha um papel na modulação das respostas do sistema nervoso autónomo. A histamina é outro neurotransmissor que medeia funções homeostáticas no corpo, promove a vigília, modula o comportamento alimentar e controla o comportamento motivacional. O glutamato tem sido implicado em vários estudos neurodegenerativos e tem um papel na patogénese da doença de Alzheimer, a patologia neurodegenerativa mais comum que afecta a população idosa. A excitotoxicidade do glutamato acelera a progressão da doença de Alzheimer e tem um papel na patogénese da doença de Parkinson. Na doença de Parkinson, estão presentes mutações nos genes que codificam as proteinas parkin e DJ1, que estão envolvidas na regulação das sinapses excitatórias de glutamato. Estas proteínas podem também proteger os neurónios contra a excitotoxicidade do glutamato. O ácido gama-aminobutírico (GABA), o principal neurotransmissor inibitório do sistema nervoso central, é utilizado no tratamento de perturbações de ansiedade, insónia, epilepsia e outras doenças. Estes fármacos alteram a função GABAérgica, actuando sobre os receptores GABA-A e GABA-B. A dopamina desempenha um papel importante em vários processos fisiológicos e na patologia das doenças psiquiátricas e neurodegenerativas. As perturbações na neurotransmissão da dopamina estão implicadas na esquizofrenia, psicose, depressão, síndrome de Tourette e perturbação de défice de atenção e hiperatividade. Relativamente às doenças neurodegenerativas, a dopamina está relacionada com a doença de Parkinson, a esclerose múltipla e a doença de Huntington. Tem havido uma ampla investigação sobre o papel dos neurónios dopaminérgicos na doença de Parkinson. Atualmente, a investigação sugere que a degeneração dos neurónios dopaminérgicos na substância negra pars compacta está envolvida na patogénese da doença de Parkinson. A serotonina, um neurotransmissor que controla vários processos neuropsiquiátricos, tem sido implicada na patogénese da depressão. A investigação demonstrou que os doentes com depressão endógena apresentam níveis plasmáticos baixos de triptofano, um precursor da serotonina. Além disso, estudos post-mortem encontraram uma associação entre a diminuição dos níveis de serotonina no cérebro e o suicídio, entre os doentes deprimidos. Tendo em conta este facto, foram desenvolvidos vários medicamentos que visam a serotonina no tratamento da depressão. Por exemplo, os antidepressivos tricíclicos actuam aumentando os níveis de serotonina na sinapse. A norepinefrina está envolvida na patogénese das perturbações neuropsiquiátricas. As alterações no disparo do locus coeruleus, a desregulação da função da norepinefrina, a regulação dos receptores sinápticos e a disponibilidade da norepinefrina são o resultado da patogénese. As doenças relacionadas com a disfunção da norepinefrina incluem perturbações de ansiedade, perturbações do humor, perturbação de hiperatividade com défice de atenção, doença de Alzheimer e perturbação de stress pós-traumático. Além disso, muitos dos sintomas destas perturbações são diretamente atribuíveis à disfunção da norepinefrina nos circuitos neurais. Um fator que contribui para a patogénese das doenças mediadas por IgE é o neurotransmissor histamina. Produzida nos mastócitos, a histamina exerce os seus efeitos no organismo ligando-se a determinados receptores de histamina. Duas das principais caraterísticas da asma, o broncoespasmo e o edema da mucosa, estão diretamente relacionadas com a estimulação dos receptores de histamina. A histamina está também implicada na patogénese da esclerose múltipla, que se caracteriza por desmielinização inflamatória no sistema nervoso central. Em modelos animais, foi demonstrado que a histamina altera a permeabilidade da barreira hemato-encefálica. Esta alteração da permeabilidade levou a um aumento das células que se infiltram no sistema nervoso central, aumentando subsequentemente a neuroinflamação.

Referências

[1] H. Cuicui, Z. Hongyan, L.Yang.
Effects of Radiofrequency Electromagnetic Radiation on Neurotransmitters in the Brain (Efeitos da radiação electromagnética por radiofrequência nos neurotransmissores do cérebro).
Front Public Health. 9 (2021), pp. 691880.

[2] Y. W. Wei, J.Y. Yang, Z. Y. Chen, T. N. Wu, B. Lv.
Modulação da conetividade funcional do cérebro em estado de repouso pela exposição a um campo eletromagnético agudo de evolução a longo prazo de quarta geração: Um estudo de fMRI.
Bioelectromagnetics. 40 (2019), pp. 42-51.

[3] L. Yang, C, Zhang, Z. Y. Chen, C. S. Li, T. N. Wu.
Análises funcionais e de rede da exposição humana ao sinal de evolução a longo prazo.
Environ Sci Pollut Res Int. 28 (2021) pp. 5755-5773.

[4] K. Megha, P. S. Deshmukh, B. D. Banerjee, A. K. Tripathi, R. Ahmed, M. P. Abegaonkar. **Low intensity microwave radiation induced oxidative stress, inflammatory response and DNA damage in rat brain.**
Neurotoxicologia. 51 (2015), pp.158-165.

[5] N. Saikhedkar, M. Bhatnagar, A. Jain, P. Sukhwal, C. Sharma, N. Jaiswal.
Efeitos da radiação dos telemóveis (radiofrequência de 900 MHz) na estrutura e nas funções do cérebro de ratos.
Neurol Res. 36 (2014), pp. 1072-1079.

[6] D. Belpomme, L. Hardell, I. Belyaev, E. Burgio, D. O. Carpenter.
Efeitos térmicos e não térmicos da radiação não ionizante de baixa intensidade na saúde: Uma perspetiva internacional.
Environ Pollut. 242 (2018), pp. 643-658.

[7] W. J. Zhi, L. F. Wang, X. J. Hu.
Avanços recentes sobre os efeitos da radiação de micro-ondas no cérebro.
Mil Med Res. 4 (2017), pp. 29.

[8] U. Comelekoglu, S. Aktas, B. Demirba, M. I. Karagul, S. Yalin, M. Yildirim et al.
Avanços recentes no Efeito da radiação de radiofrequência de 1800 MHz de baixo nível no nervo ciático do rato e o papel protetor do paricalcitol.
Bioelectromagnetics. 39 (2018), pp. 631-643.

[9] A. H. Eris, H. S. Kiziltan, I. Meral, H. Genc, M. Trabzon, H. Seyithanoglu et al.
Efeito da exposição a curto prazo à radiação electromagnética de baixo nível de 900 MHz nos níveis de serotonina e glutamato no sangue.
Bratisl Lek Listy. 116 (2015), pp. 101-103.

[10] N. A. Noor, H. S. Mohammed, N. A. Ahmed, N. M. Radwan.
Variações nos neurotransmissores de aminoácidos em algumas áreas cerebrais de ratos albinos machos adultos e jovens devido à exposição a radiações de

telemóveis.
Eur Rev Med Pharmacol Sci. 15 (2011), pp. 729-742.

[11] F. Ferreri, G. Curcio, P. Pasqualetti, L. De Gennaro, R. Fini, P. M. Rossini.
Emissões de telemóveis e excitabilidade do cérebro humano.
Ann Neurol. 60 (2006), pp. 188-196.

[12] J. Rizo, C. Rosenmund.
Fusão de vesículas sinápticas.
Nat Struct Mol Biol. 15 (2008), pp. 665-674.

[13] O. Kochubey, X. Lou, R. Schneggenburger.
Regulação da libertação de transmissores pelo Ca^2 + e pela sinaptotagmina: perspectivas a partir de um grande
Sinapse do SNC.
Trends Neurosci. 34 (2011), pp. 237-246.

[14] R. Mohrmann, J. B. Sorensen.
Requisitos SNARE a caminho da exocitose: de muitos para poucos.
J Mol Neurosci. 48 (2012), pp. 387-394.

[15] K. M. S. Misura, R. H. Scheller, W. I. Weis.
Estrutura tridimensional do complexo neuronal-Sec1-sintaxina 1a.
Nature. 404 (2000), pp. 355.

[16] T. Yamaguchi, I. Dulubova , S. W. Min, X. Chen, J. Rizo, T. C. Südhof.
A Sly1 liga-se às sintaxinas do Golgi e do ER através de um motivo peptídico N-terminal conservado.
Dev Cell. 2 (2002), pp. 295-305.

[17] I. Dulubova, T. Yamaguchi, Y. Gao, S. Min, I. Huryeva, T. Südhof et al.
Como é que o Tlg2p/sintaxina 16 detém o Vps45.
EMBO J. 21 (2002), pp. 3620-3631

[18] R. B Sutton, D Fasshauer, R Jahn, A T Brunger.
Estrutura cristalina de um complexo SNARE envolvido na exocitose sináptica at2. Uma resolução
Nature 395 (1998), pp. 347-353.

[19] R. B. Sutton, B. A. Davletov, A. M. Berghuis, T. C. Südhof, S. R. Sprang.
Estrutura do primeiro domínio C2 da sinaptotagmina I: uma nova dobra de ligação Ca2+/fosfolípido.
Cell 80 (1995), pp. 929-938.

[20] I. Fernandez, D. Demet, J. Ubach, S. H. Gerber, O. Shin, Y. Gao, et al.
Estrutura tridimensional do domínio C2B **da sinaptotagmina 1: Synaptotagmin 1 as a Phospholipid Binding Machine.**
Neurónio. 32, (2001), pp. 1057-1069.

[21] M. E. Zoghbi, K. L. Fuson, R. B. Sutton, G. A. Altenberg.
Cinética do ciclo de associação e dissociação de um domínio de ligação ao

nucleótido de uma cassete de ligação ao ATP.
J Biol Chem. 287 (2012), pp. 4157-4164.

[22]   T Weber , B. Zemelman, J. McNew, B Westermann, M Gmachl, F Parlati, et al.
SNARE Pins: maquinaria mínima para a fusão de membranas.
Cell 92 (1998), pp. 759-772.

[23]   A. Mayer, W. Wickner, A. Haas.
A libertação de Sec18p (NSF) por Sec17p (alfa-SNAP) pode preceder o acoplamento e a fusão de vacúolos de levedura.
Cell 85 (1996), pp. 83-94.

[24]   T. Sollner, M. K. Bennett, S. W. Whiteheart, R. H. Scheller, J. E. Rothman.
Uma via de montagem-desmontagem de proteínas in vitro que pode corresponder a etapas sequenciais de acoplamento, ativação e fusão de vesículas sinápticas.
Cell. 75 (1993), pp. 409-418.

[25]   T. H. Kloepper, C. N. Kienle, D. Fasshauer.
Uma classificação elaborada das proteínas SNARE esclarece a conservação do sistema endomembranar eucariótico.
Mol Biol Cell. 18 (2007), pp. 3463-3471.

[26]   F. Parlati, J. A. McNew, R. Fukuda, R. Miller, T. H. Sollner, J. E. Rothman.
Restrição topológica da fusão de membranas dependente de SNARE.
Nature 407, (2000), pp. 194-198.

[27]   M. E. Bowen, K. Weninger, A. T. Brunger, S. Chu, A. T. Brunger.
Estudos de molécula única da ligação da sinaptotagmina e da complexina ao complexo SNARE.
Biophys J. 87 (2004), pp. 690-702.

[28]   T. Y. Yoon, B. Okumus, F. Zhang, Y. K. Shin, T. Ha.
Iluminação da fusão de membranas.
Proc Natl Acad Sci USA. 103 (2006), pp. 19731-19736.

[29]   Y. Hata, C. A. Slaughter, T. C. Südhof.
O complexo de fusão de vesículas sinápticas contém o homólogo unc-18 ligado à sintaxina.
Nature. 366 (1993), pp. 347-351.

[30]   P. Novick, C Field, R Schekman
Identificação de 23 grupos de complementação necessários para eventos pós-traducionais na via do secretor da levedura.
Cell. 21 (1980), pp. 205-215.

[31]   S Brenner.
A genética de Caenorhabditis elegans.

Genetics 77 (1974), pp. 71-94.

[32] M. Verhage, A. S. Maia, J. J. Plomp, A. B. Brussaard, J. H. Heeroma, H. Vermeer, et al.
Montagem sináptica do cérebro na ausência de secreção de neurotransmissores.
Science. 287 (2000), pp. 864-869.

[33] S Schoch , F Deák, A Konigstorfer, M Mozhayeva, Y Sara, T C Südhof, et al.
Função SNARE analisada em ratinhos knockout para sinaptobrevina/VAMP.
Science 294 (2001), pp. 1117-1122.

[34] J. S. Shen, D. C. Tareste, F. Paumet, J. E. Rothman, T. J. Melia.
Ativação selectiva de SNAREpins cognatas pelas proteínas Sec1/Munc18.
Cell 128 (2007), pp. 183-195.

[35] D. Tareste, J. Shen, T. J. Melia, J. E. Rothman.
A SNAREpin/Munc18 promove a adesão e a fusão de grandes vesículas com membranas gigantes.
Proc Natl Acad Sci USA.105 (2008), pp. 380-2385.

[36] J. Rizo, X. Chen, D. Arac.
Desvendar os mecanismos da função da sinaptotagmina e da SNARE na libertação de neurotransmissores.
Trends Cell Biol. 16 (2006), pp. 339-350.

[37] R. A. Fratti, W. Wickner.
Funções distintas de seleção e fusão dos domínios PX e SNARE da Vam7p vacuolar de levedura.
J Biol Chem. 282 (2007), pp. 13133-13138.

[38] S. H. Gerber, J. C. Rah, S. W. Min, X. Liu, H. de Wit, I. Dulubova et al.
A mudança conformacional da sintaxina-1 controla a fusão da vesícula sináptica.
Science. 321 (2008), pp. 1507-1510.

[39] J. Rizo, C. Rosenmund.
Fusão de vesículas sinápticas.
Nat Struct Mol Biol 15 (2008), pp. 665-667

[40] K. Reim, M. Mansour, F. Varoqueaux , H. McMahon , T. Südhof, N. Brose et al
Complexins regulate a late step in Ca2+-dependent neurotransmi tter release. Cell. 104 (2001), pp. 71-81.

[41] C. G. Giraudo, W. S. Eng, T. J. Melia J. E. Rothman.
Um mecanismo de fixação envolvido na exocitose dependente de SNARE.
Science 313, (2006), pp. 676-680.

[42] J Tang, A. Maximov, O. Shin, H. Dai, J. Rizo, T. C Südhof.
Um interrutor complexina/sinaptotagmina 1 controla a exocitose rápida das

vesículas sinápticas.
Cell 126 (2006), pp. 1175-1187.

[43] R. Fernández-C., A. Konigstorfer, S. Gerber, J. García, M. Matos, C. Stevens, et al. **Synaptotagmin I function as a calcium regulator of release probability.**
Nature. 410 (2001), pp. 41-49.

[44] Z. Pang, O. Shin, A. C Meyer, C. Rosenmund, T. C Südhof.
Uma mutação de ganho de função na sinaptotagmina-1 revela um papel crítico da ligação do complexo recetor da proteína de ligação do fator solúvel sensível à N-etilmaleimida dependente de Ca2+ na exocitose sináptica.
J Neurosci. 26 (2006), pp. 12556-12565.

[45] B. L. Sabatini, W. G. Regehr.
Temporização da neurotransmissão em sinapses rápidas no cérebro de mamíferos.
Nature. 384:(1996), pp. 170-172.

[46] A. Maximov, J. Tang, X. Yang, Z. P. Pang, T. C. Südhof.
A complexina controla a transferência de força dos complexos SNARE para as membranas em fusão Science 323 (2009), pp. 516-521.

[47] M. S. Perin, V. A. Fried, G. A. Mignery, R. Jahn, T. C. Südhof.
Ligação de fosfolípidos por uma proteína da vesícula sináptica homóloga à região reguladora da proteína quinase C.
Nature. 345, (1990), pp. 260-263.

[48] N Brose, A G Petrenko, T C Südhof, R Jahn.
Sinaptossoma: um sensor de cálcio na superfície da vesícula sináptica.
Science 256 (1992), pp. 1021-1025.

[49] C Li, B Ullrich, J Z Zhang, R G Anderson, N Brose, T. C Südhof. **a(2+)-dependent and -independent activities of neural and non-neural synaptotagmins** Nature 375 (1995), 594-599.

[50] E. R. Chapman, P. I. Hanson, S. An, R. Jahn.
O Ca 2+ regula a interação entre a sinaptotagmina e a sintaxina 1.
J Biol Chem 270: (1995), pp. 23667-23671.

[51] M. Geppert, Y. Goda, R. E. Hammer, C. Li, T. W. Rosahl, C. F. Stevens, et al. **Synaptotagmin I: um importante sensor de Ca2+ para a libertação de transmissores numa sinapse central.**
Cell 79 (1994), pp. 717-727.

[52] J. R. Schaub, X. Lu, B. Doneske, Y. K. Shin, J. A. McNew.
A paragem da hemifusão pela complexina é aliviada pelo Ca^{2+} -synaptotagmin I.
Nat Struct Mol Biol. 1
3 (2006), pp. 748-750.

[53] S. Huntwork, J. T. Littleton.
Uma pinça de fusão de complexina regula a libertação espontânea de neurotransmissores e o crescimento sináptico. Nat. Neurosci. 10 (2007), pp. 1235-1237.

[54] X. Chen, D. R Tomchick, E. Kovrigin, D. Araç, M. Machius, T. C Südhof, et al.
Estrutura tridimensional do complexo complexina/SNARE.
Neurónio. 33 (2002), pp. 397-409.

[55] C. Giraudo , A. Garcia-Diaz, W. Eng, Y. Chen, W. Hendrickson, T. Melia, et al.
Fecho de correr alternativo como interrutor de ativação e desativação da fusão mediada por SNARE.
Science. 323 (2009), pp. 512-516.

[56] T. Sollner, S. Whiteheart, M. Brunner, H. Erdjument, S. Geromanos, T. Rothman et al.
Receptores SNAP implicados no direcionamento e fusão de vesículas.
Nature. 362 (1993a), pp. 318-324.

[57] I. Dulubova, S. Sugita, S. Hill, M. Hosaka, I. Fernandez, T. Südhof et al.
Uma mudança conformacional na sintaxina durante a exocitose: papel do munc18.
EMBO J. (1999), pp. 4372-4382.

[58] K. M. Misura, R. H. Scheller, W. I. Weis.
Estrutura tridimensional do complexo neuronal-Sec1-sintaxina 1a.
Nature 404 (2000), pp. 355-362.

[59] Y. Hata, C. A. Slaughter, T. C. Südhof.
O complexo de fusão de vesículas sinápticas contém o homólogo unc-18 ligado à sintaxina.
Nature. 366 (1993), pp. 347-351.

[60] I. Dulubova, M. Khvotchev, T. C. Südhof, J. Rizo.
O Munc18-1 liga-se diretamente ao Complexo SNARE Neuronal.
Proc Natl Acad Sci USA. 104 (2007), pp. 2697-2702.

[61] T. C. Südhof, J. E. Rothman.
Fusão de membranas: a luta contra as proteínas SNARE e SM.
Science. 323 (2009), pp. 474-477.

[62] M. Khvotchev, I. Dulubova, J. Sun, H. Dai, J. Rizo, T. C. Südhof.
Os modos duplos das interações Munc18-1/SNARE são acoplados por uma ligação funcionalmente crítica ao terminal N da sintaxina-1.
J Neurosci. 27 (2007), pp. 12147-12155.

[63] P. Zhou, Z. P. Pang, X. Yang, Y. Zhang, C. Rosenmund, T. Bacaj et al.

O N-Péptido da Sintaxina-1 e o Domínio Habc Desempenham Funções
Essenciais Distintas na Fusão da Vesícula Sináptica.
EMBO J. 32 (2013a), pp. 159-171.

[64] J. Burré, M. Sharma, T. Tsetsenis, V. Buchman, M. Etherton, T. Südhof. α-
Synuclein Promotes SNARE-Complex Assembly in Vivo & in Vitro. Science.
329 (2010), pp. 1664-1668.

[65] M. Sharma, J. Burré, T. C. Südhof.
CSPα Promove a Montagem do Complexo SNARE através do Chaperoning
SNAP-25 durante a Atividade Sináptica.
Nature Cell Biol. 13 (2011), pp. 30-39.

[66] T. Sollner, M. K. Bennett, S. W. Whiteheart, R. H. Scheller, J. E. Rothman.
Uma via de montagem-desmontagem de proteínas in vitro que pode
corresponder a passos sequenciais de ativação e fusão de vesículas
sinápticas.
Cell. 75 (1993b), pp. 409-418.

[67] T. C. Südhof.
Uma máquina molecular para a libertação de neurotransmissores:
Synaptotagminand beyond.
Nature Medicine. 19 (2013), pp, 1227-1231.

[68] J. Tuszynski, T. M. Tilli, M. Levin.
Moduladores de canais iónicos e de neurotransmissores como abordagens
electrocêuticas para a
Controlo de
Cancro.
Curr Pharm Des. 23 (2017), pp. 4827-4841.

[69] J. Ng, S. J. Heales, M. A. Kurian.
Caraterísticas clínicas e farmacoterapia das perturbações dos neurotransmissores
das monoaminas na infância.
Paediatr Drugs. 16 (2014), pp. 275-91.

[70] Z. M. Sheffler, V. Reddy, L. S. Pillarisetty.
Fisiologia, Neurotransmissores.
Treasure Island, FL. StatPearls Publishing (2021).

[71] B. Xing, Y. Ch. Li , W. J. Gao.
Norepinefrina versus dopamina e a sua interação na modulação da função

sináptica no córtex pré-frontal.
Brain Res 1641 (2016), pp. 217-233.

[72]   A. S. Kasture, T. Hummel, S. Sucic, M. Freissmuth.
Big Lessons from tiny flies: drosophila melanogaster as a model to explore dysfunction of dopaminergic and serotonergic neurotransmitter systems.
Int J Mol Sci. 19 (2018), pp. 1788.

[73]   A. G. Gilman, L. S. Goodman, A. Gilman.
The Pharmacological Basis of Therapeutics de Goodman e Gilman.
Nova Iorque: Macmillan Publishing Co. Inc. (1980), pp. 476.

[74]   K. L Davis, R. S. Kahn, G. Ko, M. Davidson.
Dopamina na esquizofrenia: uma revisão e reconceptualização.
Am J Psychiatry. 148 (1991), pp. 1474-1486.

[75]   A. Abi-Dargham.
Da "cabeceira" à "bancada" e vice-versa: Uma abordagem translacional para estudar a disfunção dopaminérgica na esquizofrenia.
Neurosci Biobehav Rev. 110 (2020), pp. 174-179.

[76]   A. J. Stoessl, S. Lehericy, A. P. Strafella,
Perspectivas imagiológicas sobre a função dos gânglios basais, a doença de Parkinson e a distonia.
Lancet. 384 (2014), pp. 532-544.

[77]   J. J. Weinstein, M. O. Chohan, M. Slifstein, L. S. Kegeles, H. Moore, A. Abi-Dargham, **Pathway-specific dopamine abnormalities in schizophrenia.**
Biol Psychiatry. 81 (2017), pp. 31-42.

[78]   H. S. Aboul Ezz, Y. A. Khadrawy, N. A. Ahmed, N. M. Radwan, M. M. El Bakry.
O efeito da radiação electromagnética pulsada do telemóvel nos níveis de neurotransmissores de monoamina em quatro áreas diferentes do cérebro de ratos.
Eur Rev Med Pharmacol Sci. 17 (2013), pp. 1782-1788.

[79]   K. Maaroufi, L. Had-Aissouni, C. Melon, M. Sakly, H. Abdelmelek, B. Poucet et al.
Aprendizagem espacial, monoaminas e stress oxidativo em ratos expostos a um campo eletromagnético de 900 MHz em combinação com sobrecarga de ferro.
Behav Brain Res. 258 (2014), pp. 80-89.

[80]   J. H. Kim, C. H. Lee, H. G. Kim, H. R. Kim.
Diminuição da dopamina no striatum e dificuldade de recuperação locomotora do insulto MPTP após exposição a campos electromagnéticos de radiofrequência.
Sci Rep. 9 (2019), pp.1201.

[81]   R. Inaba, K. Shishido, A. Okada, T. Moroji.
Efeitos da exposição de corpo inteiro a micro-ondas no conteúdo de aminas biogénicas no cérebro de ratos.
Eur J Appl Physiol Occup Physiol. 65 (1992), pp.124-128.

[82]   J. Ji, Y. H. Zhang, X, Q. Yang, R. P. Jiang, D. M. Guo, X. Cui.
A influência da radiação de micro-ondas do telemóvel no cérebro de ratos fetais.
Electromagn Biol Med. 31 (2012), pp.57-66.

[83]   A. B. Silverberg, S. D. Shah, M. W. Haymond, P, E. Cryer.
Norepinefrina: hormona e neurotransmissor no homem.
Am J Physiol. 234 (1978), pp. 252-256.

[84]   Z. J. Zhu, C. C. Cheng, C. Chang, G. H. Ren, J. B. Zhang, Y. Peng et al.
Espectro de impressão digital caraterístico do neurotransmissor norepinefrina com espetroscopia de banda larga terahertz no domínio do tempo.
Analyst. 144 (2019), pp. 2504-2510.

[85]   Z. M. Sheffler, V. Reddy, L. S. Pillarisetty.
Fisiologia, Neurotransmissores.
Treasure Island, FL StatPearls Publishing (2021).

[86]   K. Megha, P. S. Deshmukh, A. K. Ravi, A. K. Tripathi, M. P. Abegaonkar, B. D. Banerjee.
Efeito da radiação de micro-ondas de baixa intensidade nos neurotransmissores de monoamina e nas suas principais enzimas reguladoras no cérebro de ratos.
Cell Biochem Biophys. 73 (2015), pp. 93-100.

[87]   Z. Cao, H. Zhang, Y. Tao, J. Liu.
Efeitos da radiação de micro-ondas na peroxidação lipídica e no conteúdo de neurotransmissores em ratos.
J Hygiene Res. 30: (2000), pp. 28-29.

[88]   Y. Charnay, L. Léger.
Circuitos serotoninérgicos cerebrais.
Diálogos Clin Neurosci. 12 (2010), pp. 471-487.

[89]   V. D. Petkov, E. Konstantinova.
Efeitos do alcaloide da cravagem do centeio, a elimoclavina, no nível e na renovação das monoaminas biogénicas no cérebro do rato.
Arch Int Pharmacodyn Ther. 281 (1986), pp. 22-34.

[90]   Y. F. Lai, H. Y. Wang, R. Y. Peng.
Estabelecimento de modelos de lesão em estudos de efeitos biológicos induzidos por radiação de micro-ondas.
Mil Med Res. 8 (2021), pp. 12.

[91]   H. J. Li, R. Y. Peng, C. Z. Wang, S. M. Qiao, Z. Yong, Y. B. Gao et al.
Alterações da função cognitiva e do sistema 5-HT em ratos após exposição prolongada a micro-ondas.
Physiol Behav. 140 (2015), pp. 236-246.

[92]   K. Ishikawa, S. Shibanoki, S. Saito, J. L. McGaugh.

Efeito da irradiação por micro-ondas no metabolismo das monoaminas em cérebros dissecados de ratos.
Brain Res. 240 (1982), pp. 158-161.

[93] L. Pellerin, P. J. Magistretti.
Neuroenergética: recorrer aos astrócitos para satisfazer os neurónios esfomeados.
Neuroscientist. 10 (2004), pp. 53-62.

[94] J. Shen, K. F. Petersen, K. L. Behar, P. Brown, T. W. Nixon, G. F. Mason, et al.
Determinação da taxa do ciclo glutamato/glutamina no cérebro humano por RMN de 13C in vivo.
Proc Natl Acad Sci U S A. 96 (1999), pp. 8235-8240.

[95] M. J. Niciu, B. Kelmendi, G. Sanacora.
Visão geral da neurotransmissão glutamatérgica no sistema nervoso.
Pharmacol Biochem Behav. 100 (2012), pp. 656-664.

[96] V. Karri, M. Schuhmacher, V. Kumar.
Os metais pesados (Pb, Cd, As e MeHg) como factores de risco para a disfunção cognitiva: Uma revisão geral do mecanismo de mistura de metais no cérebro.
Environ Toxicol Pharmacol. 48 (2016), pp. 203-213.

[97] N. A. Ahmed, N. M. Radwan, H. S. Aboul Ezz, Y. A. Khadrawy, N. A. Salama.
O efeito crónico da radiação electromagnética pulsada de 1800 MHz nos neurotransmissores de aminoácidos em três áreas diferentes do cérebro de ratos jovens e adultos jovens.
Toxicol Ind Health. 34 (2018), pp. 860-872.

[98] L. F. Wang, D. W. Tian, H. J. Li, Y. B. Gao, C. Z. Wang, L. Zhao et al.
Identificação de uma nova variante da região promotora do gene da subunidade NR2B do rato e sua associação com a deficiência neuronal induzida por micro-ondas.
Mol Neurobiol. 53 (2016), pp. 2100-2111.

[99] L. Zhao, R, Y, Peng, S. M. Wang, L. F. Wang, Y. B. Gao, J. Dong et al.
Relação entre a função cognitiva e a estrutura do hipocampo após exposição prolongada a micro-ondas.
Biomed Environ Sci. 25 (2012), pp. 182-188.

[100] N. Rebola, B. N. Srikumar, C. Mulle.
Plasticidade sináptica dependente da atividade dos receptores NMDA.
J Physiol. 588 (2010), pp. 93-99.

[101] T. E. Chater, Y. Goda.
O papel dos receptores AMPA nos mecanismos pós-sinápticos da plasticidade sináptica.
Front Cell Neurosci. 27 (2014), pp. 401.

[102] H. Wang, S. Z. Tan, X. P. Xu, L. Zhao, J. Zhang, B. W. Yao et al.
Comprometimento a longo prazo das funções cognitivas e alterações das subunidades NMDAR após exposição contínua a micro-ondas.
Physiol Behav. 181 (2017), pp. 1-9.

[103] J. Wang, Z. Huang, W. Liu, C. Chang, H. Tang, Z. Li et al.
Conceção de sítios de metal duplo coordenados com N: Um catalisador estável e ativo sem Pt para a reação ácida de redução do oxigénio.
J Am Chem Soc. 139 (2017), pp. 17281-17284.

[104] Y. W. Zhang, Z. P. Yu, Y. Xie, Q. Fang.
Efeitos da irradiação por micro-ondas na expressão do ARNm das subunidades do recetor NMDA no hipocampo do rato.
J Hygiene Res. 37 (2008), pp. 25-28.

[105] I. Xiong, C. F. Sun, J. Zhang, Y. B. Gao, L. F. Wang, H. Y. Zuo et al.
A exposição às micro-ondas prejudica a plasticidade sináptica no hipocampo do rato e nas células PC12 através da ativação excessiva da via de sinalização do recetor NMDA.
Biomed Environ Sci. 28 (2015), pp. 13-24.

[106] E. Stone, H. Haario, J. J. Lawrence.
Um modelo cinético para a dependência da frequência da modulação colinérgica nas sinapses GABAérgicas do hipocampo.
Math Biosci. 258: (2014), pp. 162-175.

[107] J. J. Lawrence.
Controlo colinérgico da libertação de GABA: paralelos emergentes entre o neocórtex e o hipocampo.
Trends Neurosci. 31 (2008), pp. 317-327.

[108] N. I. Fedotcheva, A. P. Sokolov, M. N. Kondrashova.
Formação não enzimática de succinato em mitocôndrias sob stress oxidativo.
Free Radic Biol Med. 41 (2006), pp. 56-64.

[109] J. P. Zhang, X. Y. Zhang, I. Guo, Q. L. Chen, P. Gao, T. Wang et al.
Effects of 1. 8 GHz Radiofrequency Fields on the Emotional Behavior and Spatial Memory of Adolescent Mice (Efeitos dos campos de radiofrequência de 1,8 GHz no comportamento emocional e na memória espacial de ratos adolescentes).
Int J Environ Res Public Health. 14: (2017), pp. 1344.

[110] V. Stein, R. A. Nicoll.
O GABA gera excitação.
Neurónio. 37 (2003), pp. 375-378.

[111] S. M. Qiao, R. Y. Peng, H. T. Yan, Y. B. Gao, C. Z. Wang, S. M. Wang, et al.

A redução da sinapsina fosforilada (ser-553) leva a uma perturbação da memória espacial, atenuando a libertação de GABA após exposição a micro-ondas em ratos Wistar.
PLoS ONE. 9 (2014), pp. E95503.

[112] H. Wang, R. Y. Peng, L. Zhao, S. M. Wang, Y. B. Gao, L. F. Wang et al.
A relação entre os receptores NMDA e a deficiência de aprendizagem e memória induzida por micro-ondas: uma observação a longo prazo em ratos Wistar.
Int J Radiat Biol. 91 (2015), pp. 262-269.

[113] Q. Wang, Z. J. Cao, X. T. Bai.
Efeito dos campos electromagnéticos de 900 MHz na expressão do recetor GABA dos neurónios corticais cerebrais em ratos pós-natais.
J Hygiene Res. 34 (2005), pp. 546-568.

[114] X. N. Li, B. Yu, Q. T. Sun, Y. L. Zhang, M. Ren, X. Y. Zhang et al.
Geração de um atlas cerebral completo para o sistema colinérgico e análise do projectoma mesoscópico dos neurónios colinérgicos do prosencéfalo basal.
Proc Natl Acad Sci U S A. 115 (2018), pp, 415-420.

[115] H. Dannenberg, K. Young, M. Hasselmo.
Modulação dos circuitos hipocampais por receptores muscarínicos e nicotínicos.
Front Neural Circuits. 13 (2017), pp. 102.

[116] M. Fujiwara, Y. Watanabe, Y. Katayama, Y. Shirakabe.
Aplicação da irradiação por micro-ondas de alta potência para análise da acetilcolina no cérebro do rato.
Eur J Pharmacol. 51 (1978), pp. 299-301.

[117] H. Lai, M. A. Carino, A. Horita, A. W. Guy.
Irradiação de micro-ondas de baixo nível e sistemas colinérgicos centrais.
Pharmacol Biochem Behav. 33 (1989), pp. 131-138.

[118] I. Krylova, A. Dukhanin, A. Il'in, E. Kuznetsova, N. Balaeva, N. Shimanovskii et al.
O efeito da radiação electromagnética de frequência ultra-alta nos processos de aprendizagem e memória.
Bull Eksp Biol Med. 114 (1992), pp. 483-484.

[119] G. Testylier, L. Tonduli, R. Malabiau, J. C. Debouzy.
Efeitos da exposição a campos de radiofrequência de baixo nível na libertação de acetilcolina no hipocampo de ratos em movimento livre.
Bioelectromagnética. 23 (2002), pp. 249-255.

[120] H. Lai, A. Horita, A. W. Guy.
Exposição aguda a micro-ondas de baixo nível e atividade colinérgica central: estudos sobre parâmetros de irradiação.
Bioelectromagnetics. 9 (1988), pp. 355-362.

[121] A. Hassanshahi, S. Shafeie, I. Fatemi, E. Hassanshahi, M. Allahtavakoli, M. Shabani et al.
O efeito das ondas electromagnéticas Wi-Fi em tarefas de reconhecimento de objectos unimodais e multimodais em ratos machos.
Neurol Sci. 38 (2017), pp. 1069-1076.

[122] S. K. Gupta, M. K. Mesharam, S. Krishnamurthy.
A exposição à radiação electromagnética de 2450 MHz provoca um défice cognitivo com disfunção mitocondrial e ativação da via intrínseca da apoptose em ratos.
J Biosc 43 (2018), pp. 263-276.

[123] Y. Shang, M. Filizola.
Receptores opióides: Perspectivas estruturais e mecanicistas sobre a farmacologia e a sinalização.
Eur J Pharmacol. 763 (2015), pp. 206-213.

[124] V. F. Kirichuk, A. N. Ivanov, T. S. Kirijazi.
Correção dos distúrbios microcirculatórios com radiações electromagnéticas terahertz nas frequências do óxido nítrico em ratos albinos sob condições de stress agudo.
Bull Exp Biol Med. 151 (2011) pp. 288-291.

[125] H. Lai, M. A. Carino, A. Horita, A. W. Guy.
Subtipos de receptores opióides que medeiam uma diminuição da atividade colinérgica central induzida por micro-ondas no rato.
Bioelectromagnetics. 13 (1992), pp. 237-246.

[126] H. Lai, A. Horita, A. W. Guy.
A irradiação por micro-ondas afecta o desempenho do rato no labirinto em braço radial.
Bioelectromagnética. 15 (1994), pp. 95-104.

[127] F. J. Qin, J. H. Nie, Y. Cao, J. X. Li, J. Tong.
Influência da radiação electromagnética do computador na capacidade de aprendizagem e memória, bem como no transmissor de neurónios cerebrais de ratos.
J Radiat Res. 28 (2010), pp. 185-189.

[128] G. Curcio, D. Nardo, M. G. Perrucci, P. Pasqualetti, T. L. Chen, C. Del Gratta, et al.
Efeitos dos sinais de telemóvel sobre a resposta BOLD durante a realização de uma tarefa cognitiva.
Clin Neurophysiol.123 (2012), pp. 129-136.

[129] A. P. Burlaka, M. O. Druzhyna, A. V. Vovk, S. M. Lukin.
Perturbação do metabolismo redox das células cerebrais em ratos expostos a baixas doses de radiação ionizante ou radiação electromagnética UHF.
Exp Oncol. 38 (2016), pp. 238-241.

[130] J. Zhang, A. Sumich, G. Y. Wang.

Efeitos agudos do campo eletromagnético de radiofrequência emitido pelo telemóvel na função cerebral.
Bioelectromagnetics. 38 (2017), pp. 329-338.

[131] A. Berger.
Como é que funciona? Tomografia por emissão de positrões.
BMJ. 326 (2003), pp. 1449.

[132] G. Y. Wang, R. Kydd, B. R. Russell.
Potenciais auditivos relacionados com eventos em utilizadores de opiáceos substituídos por metadona.
J Psychopharmacol. 29: (2015), pp. 983-995.

[133] A. Lowden, T. Akerstedt, M. Ingre, C. Wiholm, L. Hillert, N. Kuster et al.
Sono após exposição ao telemóvel em indivíduos com sintomas relacionados com o telemóvel.
Bioelectromagnética. 32 (2011), pp. 4-14.

[134] M. R. Schmid, S. P. Loughran, S. J. Regel, M. Murbach, A. Bratic, T. Rusterholz et al.
Alterações do EEG do sono: efeitos de diferentes campos electromagnéticos de radiofrequência modulados por impulsos.
J Sleep Res. 21 (2012), pp. 50-58.

[135] M. R. Schmid, M. Murbach, C. Lustenberger, M. Maire, N. Kuster, P. Achermann et al.
Alterações do EEG do sono: efeitos dos campos magnéticos pulsados versus campos electromagnéticos de radiofrequência modulados por impulsos.
J Sleep Res. 21 (2012), pp. 620-629.

[136] R. Ghosn, L.Yahia-Cherif, L. Hugueville, A. Ducorps, D. Lemaréchal, G.Thuróczy et al.
O sinal de radiofrequência afecta a banda alfa no eletroencefalograma em repouso.
J Neurophysiol. 113 (2015), pp. 2753-2759.

[137] S. Roggeveen, J. van Os, W. Viechtbauer, R. Lousberg,
EEG. Alterações devidas à radiação de telemóveis 3g induzida experimentalmente.
PLoS ONE. 10 (2015), pp. e0129496.

[138] S. Carrubba, C. Frilot 2nd, A. L. Chesson Jr, A. A. Marino.
O impulso do telemóvel desencadeia potenciais evocados.
Neurosci Lett. 469 (2010), pp. 164-168.

[139] S. Carrubba S, A. A. Marino.
Os efeitos dos campos electromagnéticos de baixa frequência de intensidade ambiental na atividade eléctrica cerebral: uma revisão crítica da literatura.
Electromagn Biol Med. 27 (2008), pp. 83-101.

[140] S. Roggeveen, J. van Os, R. Lousberg.
O cérebro detecta os picos de radiação dos telemóveis 3G? Uma análise

exploratória e aprofundada de um estudo experimental.
PLoS ONE. 10 (2015), pp. e0125390.

[141] F. Vecchio, P. Buffo, S. Sergio, D. Iacoviello, P. M. Rossini, C. Babiloni.
A emissão de telemóveis modula a dessincronização de ritmos α relacionados com eventos e o desempenho motor cognitivo em humanos saudáveis.
Clin Neurophysiol. 123 (2012), pp. 121-128.

[142] F. Vecchio, M. Tombini, P. Buffo, G. Assenza, G. Pellegrino, A. Benvenga, et al.
A emissão de telemóveis aumenta o acoplamento funcional inter-hemisférico de ritmos α electroencefalográficos em pacientes epilépticos.
Int J Psychophysiol. 84 (2012), pp. 164-171.

[143] E. Valentini, M. Ferrara, F. Presaghi, L. De Gennaro, G. Curcio.
Revisão sistemática e meta-análise dos efeitos psicomotores dos campos electromagnéticos dos telemóveis.
Occup Environ Med. 67 (2010), pp. 708-716.

[144] A. Warille, G. Altun, A. Elamin, A. Kaplan, H. Mohamed, K. Yurt et al.
Abordagens cépticas sobre o efeito da exposição a campos electromagnéticos nas hormonas cerebrais e nas actividades enzimáticas.
J Microsc Ultrastruct. 5 (2017), pp.177-184.

[145] C. L. Bauréus Koch, M. Sommarin, B. R. Persson, L. G. Salford, J. L. Eberhardt.
Interação entre campos magnéticos fracos de baixa frequência e membranas celulares.
Bioelectromagnética. 24 (2003), pp. 395-402.

[146] S. Narayanan, N. Mohapatra, P. John, R. Kumar, S. Nayak, P. Bhat.
Efeitos da exposição à radiação electromagnética de radiofrequência na morfologia da amígdala, no comportamento de preferência de lugar e na atividade da caspase-3 cerebral em ratos.
Environ Toxicol Pharmacol. 58 (2018), pp. 220-229.

[147] D. Maskcyey, J. Pradhan, B. Aryal, C. Lee, I. Choi, K. Park et al.
A exposição crónica a radiofrequências de 835 MHz no hipocampo de ratinhos altera a distribuição da imunorreactividade da calbindina e da GFAP.
Brain Res. (2010) 1346:237-46.

[148] F. J. Papatheofanis.
Utilização de antagonistas dos canais de cálcio como agentes de proteção magnética.
Radiat Res. 122 (1990), pp. 24-28.

[149] W. A. Catterall.
Estrutura e regulação dos canais de Ca2+ dependentes de voltagem.
Annu Rev Cell Dev Biol. 16 (2000), pp. 521-555.

[150] M. L. Pall.
Os campos electromagnéticos actuam através da ativação dos canais de cálcio dependentes da voltagem para produzir efeitos benéficos ou adversos.
J Cell Mol Med. 17 (2013), pp. 958-965.

[151] Y. Olgar, E. Hidisoglu, M. Celen, B. Yamasan, P. Yargicoglu, S. Ozdemir.
2. O campo eletromagnético de 1 GHz não altera a contratilidade e os transientes intracelulares de Ca2+ mas diminui a capacidade de resposta β-adrenérgica através da sinalização do óxido nítrico em miócitos ventriculares de rato.
Int J Radiat Biol. 91 (2015), pp. 851-857.

[152] L. F. Wang, R. Y. Peng, X. J. Hu, Y. B. Gao, S. M. Wang, L. Zhao et al.
Anormalidade das proteínas associadas às vesículas sinápticas no córtex cerebral e no hipocampo após exposição a micro-ondas.
Synapse. 63 (2009), pp. 1010-1016.

[153] G. Ledoigt, D. Belpomme.
Vias de indução do cancro e irradiação HF-EMF.
Adv Biol Chem. 3 (2013), pp. 177-186.

[154] H. Wang, J. Zhang, S. Hu, S. Tan, B. Zhang, H. M. Zhou, et al.
A exposição a micro-ondas em tempo real induz o efluxo de cálcio em neurónios primários do hipocampo e em cardiomiócitos primários.
Biomed Environ Sci. 31 (2018), pp. 561-571.

[155] W. R. Adey, S. M. Bawin, A. F. Lawrence.
Efeitos de campos de micro-ondas com modulação de amplitude fraca no efluxo de cálcio do córtex cerebral de gatos acordados.
Bioelectromagnetics. 3 (1982), pp. 295-307.

[156] S. K. Dutta, B. Ghosh, C. F. Blackman.
Aumento do efluxo de iões de cálcio induzido por radiação por radiofrequência em células de neuroblastoma humanas e outras em cultura.
Bioelectromagnetics. 10 (1989), pp. 197-202.

[157] S. K. Dutta, A. Subramoniam, B. Ghosh, R. Parshad.
Efluxo de iões de cálcio induzido por radiação de micro-ondas em células de neuroblastoma humano em cultura.
Bioelectromagnética. 5 (1984), pp. 71-78.

[158] M. L. Pall.
Wi-Fi. é uma ameaça importante para a saúde humana.
Environ Res. 164 (2018), pp. 405-416.

[159] J. Friedman, S. Kraus, Y. Hauptman,Y. Schiff, R. Seger.
Mecanismo de ativação a curto prazo da ERK por campos electromagnéticos a frequências de telemóveis.
Biochem J. 405: (2007), pp. 559-568.

[160] M. Blank, R. Goodman.
Os campos electromagnéticos provocam stress nas células vivas.
Pathophysiology. 16 (2009), pp. 71-78.

[161] B. Bilgici, A. Akar, B. Avci, O. Tuncel.
Efeito da radiação de radiofrequência de 900 MHz no stress oxidativo no cérebro e no soro de ratos.
Electromagn Biol Med. 32 (2013), pp. 20-29.

[162] S. N. Narayanan, R. Jetti, K. K. Kesari, R. S. Kumar, S. B. Nayak, P. G. Bhat.
Alterações comportamentais induzidas pela radiação electromagnética de radiofrequência e sua possível base.
Environ Sci Pollut Res Int. 2 (2019), pp. 30693-30710.

[163] A. Gorlach, K. Bertram, S. Hudecova, O.Krizanova.
Cálcio e ERO: uma interação mútua.
Redox Biol. 6 (2015), pp. 260-271.

[164] B. Kaltschmidt, D. Widera, C. Kaltschmidt.
Sinalização via NF-kappaB no sistema nervoso.
Biochim Biophys Ata. 1745 (2005), pp. 287-299.

[165] N. Kopitar-Jerala.
Resposta Imune Inata no Cérebro, Sinalização NF-KappaB e Cistatinas.
Front Mol Neurosci. 8 (2015), pp. 73.

[166] H. Y. Zuo, T. Lin, D. W. Wang, R. Y. Peng, S. M. Wang, Y. B. Gao et al.
Apoptose de células neurais induzida pela exposição a micro-ondas através da via da caspase-3 dependente da mitocôndria.
Int J Med Sci. 11 (2014), pp. 426-435.

[167] H. Y. Zuo, T. Lin, D. W. Wang, R. Y. Peng, S. M. Wang, Y. B. Gao et al.
A RKIP regula a apoptose das células neurais induzida pela exposição à radiação de micro-ondas, em parte através da via MEK/ERK/CREB.
Mol Neurobiol. 51 (2015), pp. 1520-1529.

[168] M. A. Esmekaya, C. Ozer, N. Seyhan.
A radiação de radiofrequência modulada por impulsos de 900 MHz induz stress oxidativo nos tecidos do coração, pulmão, testículo e fígado.
Gen Physiol Biophys. 30 (2011), pp. 84-89.

[169] A. Burlaka, O. Tsybulin, E. Sidorik, S. Lukin, V. Polishuk, S. Tsehmistrenko et al.
Sobreprodução de espécies de radicais livres em células embrionárias expostas a radiações de radiofrequência de baixa intensidade.
Exp Oncol. 35 (2013), pp. 219-225.

[170] K. Megha, P. S. Deshmukh, B. D. Banerjee, A. K. Tripathi, R. Ahmed, M. P. Abegaonkar.
A radiação de micro-ondas de baixa intensidade induziu stress oxidativo, resposta

inflamatória e danos no ADN no cérebro de ratos.**
Neurotoxicologia. 51 (2015), pp. 158-165.

[171]   S. Shahin, S. Banerjee, V. Swarup, S. P. Singh, C. M. Chaturvedi.
A radiação de micro-ondas de 45 GHz prejudica a aprendizagem e a memória espacial do hipocampo: Envolvimento da supressão da sinalização iGluR/ERK/CREB induzida pelo mecanismo de stress local.
Toxicol Sci. 161 (2018), pp. 349-374.

[172]   S. Dasdag, M. Z. Akdag, G. Kizil, M. Kizil, D. U. Cakir, B. Yokus.
Efeito da radiação de radiofrequência de 900 MHz na proteína beta amiloide, proteína carbonilo e malondialdeído no cérebro.
Electromagn Biol Med. 31 (2012), pp. 67-74.

[173]   O. V. Furtado-Filho, J. Borba, T. Maraschin, L. Souza, J. Henriques, J. Moreira, et al.
Efeitos da exposição crónica à radiação electromagnética de ultra-alta frequência de 950 MHz no metabolismo das espécies reactivas de oxigénio no córtex cerebral direito e esquerdo de ratos jovens de diferentes idades.
Int J Radiat Biol. 91:(2015), pp. 891-897.

[174]   O. Bas, E. Odaci, S. Kaplan, N. Ace, K. Ucok, S. Colakoglu.
A exposição a um campo eletromagnético de 900 MHz afeta as caraterísticas qualitativas e quantitativas das células piramidais do hipocampo na ratazana fêmea adulta.
Brain Res. 1265 (2009), pp. 178-185.

[175]   O. F. Sonmez, E. Odaci, O. Bas, S. Kaplan.
Diminuição do número de células de Purkinje no cerebelo de ratos fêmeas adultos após exposição a um campo eletromagnético de 900 MHz.
Brain Res. 1356 (2010), pp. 95-101.

[176]   J. Walleczek.
Efeitos dos campos electromagnéticos nas células do sistema imunitário: o papel da sinalização do cálcio.
FASEB J. 6 (1992), pp. 3177-3185.

[177]   G. R. Ding, H. Yaguchi, M. Yoshida, J. Miyakoshi.
Aumento das mutações induzidas por raios X por exposição a um campo magnético (60 Hz, 5 mT) em células inibidas por NF-kappaB.
Biochem Biophys Res Commun. 276 (2000), pp. 238-243

[178]   P. Storz.
Espécies reactivas de oxigénio na progressão tumoral.
Front Biosci. 10: (2005), pp. 1881-1896.

[179]   S. Mumtaz, J. N. Rana, E. H. Choi, I. Han.
Radiação de micro-ondas e o cérebro: Mechanisms, Current Status, and Future Prospects.
Int. J. Mol. Sci. 23 (2022), pp. 9288.

[180]   C. C Sherwood, F. Subiaul, T. W Zawidzki.
A natural history of the human mind: tracing evolutionary changes in brain and cognition.
J Anat. 212 (2008), pp. 426-454.

[181]   D. E. Wildman, M. Uddin, G. Liu, L. L. Grossman, M. Goodman.
Implicações da seleção natural na formação de 99,4% de identidade de ADN não sinónimo entre humanos e chimpanzés: alargamento do género Homo.
Proc Natl Acad Sci USA. 100 (2003), pp.7181-7188.

[182]   B. J. Bradley.
Reconstrução de filogenias e fenótipos: Uma visão molecular da evolução humana.
J Anat. 212 (2008), pp. 337-353.

[183]   R. L. Holloway, D. C. Broadfield, M. S. Yuan.
O Registo Fóssil Humano. Vol. 3. Endocasts cerebrais - A evidência paleoneurológica.
J. H. Schwartz, I. Tattersal, Edits. Nova Iorque: Wiley (2004).

[184]   W. H. Calvin.
O aparecimento da inteligência: a linguagem, a previsão, as capacidades musicais e outras caraterísticas da inteligência estão ligadas através de uma facilidade subjacente que potencia os movimentos rápidos.
Sci Am. 271 (1994), pp. 100-107.

[185]   R. Dunbar.
Grooming, Gossip, and the Evolution of Language.
Cambridge, MA: Harvard University Press (1996).

[186]   M. Tomasello.
As Origens Culturais da Cognição Humana.
Cambridge, MA: Harvard University Press (1999).

[187]   J. Tooby, I. Cosmides.
Fundamentos conceptuais da psicologia evolutiva.
O Manual de Psicologia Evolutiva. D. M. Buss, Edit. New Yor Wiley (2005), pp. 5-67.

[188]   C. Darwin.
A descendência do homem e a seleção em relação ao sexo.
Londres J. Murray (1871).

[189]   H. J. Jerison.
Evolução do cérebro e da inteligência.
Nova Iorque: Academic Press (1973).

[190]   J. R. Anderson, P. Sallaberry, H. Barbier.
Utilização de pistas dadas pelo experimentador durante tarefas de escolha de objectos por macacos-prego.
Animal Behav. 49 (1995), pp. 201-208.

[191] B. L. Finlay, R. B. Darlington.
Regularidades interligadas no desenvolvimento e evolução dos cérebros dos mamíferos.
Science. 268 (1995), pp. 1578-1584.

[192] R. L. Holloway.
A evolução do cérebro dos primatas, alguns aspectos das relações quantitativas.
Brain Res. 7 (1968), pp. 121-172.

[193] E. A. Hammock, L. J. Young.
A instabilidade dos microssatélites gera diversidade no cérebro e nas caraterísticas sócio-comportamentais.
Science. 308 (2005), pp. 1630-1634.

[194] C. O. Lovejoy.
A história natural da marcha e da postura humanas. Parte 1. Coluna vertebral e pélvis.
Postura da Marcha. 21 (2005), pp. 95-112.

[195] S. Mithen.
A pré-história da mente.
Cambridge University Press. (1996).

[196] B. Asfaw, T. White, O. Lovejoy, B. Latimer, S. Simpson, G. Suwa.
Australopithecus garhi uma nova espécie de hominídeo primitivo da Etiópia.
Science. 284 (1999), pp. 629-635.

[197] J. I. Johnson, J. A. Kirsch, R. C. Switzer.
Traços cerebrais através da filogenia, evolução dos caracteres neurais.
Brain Behav Evol. 24 (1984), pp. 169-176.

[198] R. G. Northcutt, J. H. Kaas.
O surgimento e a evolução do neocórtex dos mamíferos.
Trends Neurosci. 18 (1995), pp. 373-379.

[199] D. L. Cheney, R. M. Seyfarth.
Como os macacos vêem o mundo: Inside the Mind of Another Species.
Imprensa da Universidade de Chicago. (1990).

[200] D. L. Cheney, R. M. Seyfarth.
Metafísica dos babuínos: A evolução de uma mente social.
Imprensa da Universidade de Chicago. (2007).

[201] M. Cartmill.
Novas perspectivas sobre as origens dos primatas.
Evol Anthropol. 1 (1992), pp. 105-111.

[202] R. A. Foley, P. C. Lee.
Espaço social finito, percursos evolutivos e reconstrução do comportamento dos

hominídeos.
Science. 243 (1989), pp. 901.

[203] R. Potts.
A base paleoambiental da evolução cognitiva dos grandes símios.
Am J Primatol. 62 (2004), pp. 209-228.

[204] M. Singleton.
Dietas hominóides fósseis, forrageamento extrativo e as origens da inteligência dos grandes símios. A Evolução do Pensamento: As origens evolutivas da inteligência dos grandes símios.
Cambridge: A. E. Russon, D. R. Begun, Edts. Cambridge University Press; 2004. pp. 298-319.

[205] J. Goodall.
Os Chimpanzés de Gombe Padrões de Comportamento.
Cambridge, MA: Harvard University Press. (1986).

[206] R. Wrangham, D. Peterson.
Machos Demoníacos: Os macacos e as origens da violência humana.
Nova Iorque, Houghton Mifflin Co. (1996).

[207] J. C. Mitani.
Influências demográficas no comportamento dos chimpanzés.
Primatas. 47 (2006), pp. 6-13.

[208] C. Boesch.
Papéis de caça cooperativa entre os chimpanzés Taï.
Hum Nat. 13 (2002), pp. 27-46.

[209] C. Boesch, H. Boesch.
Utilização e fabrico de ferramentas em chimpanzés selvagens.
Folia Primatol. 1990; 54:86-89.

[210] F. Subiaul.
A faculdade de imitação nos macacos: avaliação das suas caraterísticas, distribuição e evolução.
J Anthropol Sci. 85 (2007), pp. 35-62.

[211] A. Whiten.
O segundo sistema de herança dos chimpanzés e dos seres humanos.
Nature. 437 (2005), pp. 52-55.

[212] V. Horner, A. Whiten, E. Flynn, F. B. M. de Waal.
Replicação fiel de técnicas de alimentação ao longo de cadeias de transmissão cultural por chimpanzés e crianças.
Proc Natl Acad Sci USA. 103 (2006), pp. 13878-13883.

[213]   A. Whiten, J. Goodall, W. C. McGrew, T. Nishida, V. Reynolds, Y. Sugiyama et al.
Culturas em chimpanzés.
Nature. 399 (1999), pp. 682-685.

[214]   A. Whiten, J. Goodall, W. McGrew, T. Nishida, V. Reynolds, Y. Sugiyama et al.
Mapeamento da variação cultural nos chimpanzés.
Behaviour. 138 (2001), pp. 1489-1525.

[215]   L. Rendell, H. Whitehead.
Cultura em baleias e golfinhos.
Behav Brain Sci. 24 (2001), pp. 309-382.

[216]   D. M. Fragaszy, S. Perry.
A biologia das tradições.
Cambridge University Press. (2003).

[217]   M. Panger, S. Perry, L. M. Rose, J. Gros-Louis, E. Vogel, K. C. Mackinnon et al. **Cross-site differences in foraging behavior of white-faced capuchins Cebus capucinus.** Am J Phys Anthropol. 119 (2002), pp. 52-66.

[218]   S. Perry, M. Panger, L. Rose, M. Baker, J. Gros-Louis, K. Jack et al.
Tradições em macacos-prego selvagens de cara branca. A Biologia das Tradições.
Cambridge University Press; D. Fragaszy, S. Perry, Edits. (2003), pp. 391-425

[219]   M. Kawai.
Comportamento pré-cultural recém-adquirido do grupo natural de macacos japoneses no ilhéu Koshima.
Primates. 6 (1965), pp.1-30.

[220]   C. van Schaik, M. Ancrenaz, G. Borgen, B. Galdikas, C. Knott, I. Singleton et al.
Culturas de orangotangos e a evolução da cultura material.
Science. 299: (2003), pp. 102-105.

[221]   F. Subiaul, S. Okamoto-Barth, J. Barth, D. J. Povinelli.
Especializações cognitivas humanas.
A Evolução dos Sistemas Nervosos dos Primatas. Vol. 4: T. Preuss, J. Kaas, Edts .
Oxford: Academic Press; (2006), pp. 509-528.

[222]   G. G. Gallup.
Chimpanzés: auto-reconhecimento.
Science. 167 (1970), pp. 86-87.

[223]   J. Lethmate, G. Dücker.
Untersuchungen zum Selbsterkennen im Spiegel bei Orang-Utans und einigen anderen Affenarten (Estudos sobre o auto-reconhecimento do espelho pelos orangotangos e algumas outras espécies de primatas).
Zeitschrift für Tierpsychologie. 33 (1973), pp. 248-269.

[224]   S. D. Suarez, G. G. Gallup.
Auto-reconhecimento em chimpanzés e orangotangos, mas não em gorilas.
J Hum Evol. 10 (1981), pp. 175-188.

[225] D. H. Ledbetter, J. A. Basen.
Falha na demonstração de auto-reconhecimento em gorilas.
Am J Primatol. 2 (1982), pp. 307-310.

[226] D. J. Shillito, G. G. Gallup Jr., B. B. Beck.
Factores que afectam o comportamento de espelho nos gorilas das planícies ocidentais.
Gorilla Anim Behav. 57 (1999), pp. 999-1004.

[227] F. G. P. Patterson, R. H. Cohn.
Auto-reconhecimento e auto-consciência nos gorilas das planícies.
Self-awareness in Animals and Humans: Developmental Perspectives. Nova Iorque: S. T. Parker, R. W. Mitchell, M. L. Boccia, Edts. Cambridge University Press (1994), pp. 273-290.

[228] M. D. Hauser, C. T. Miller, K. Liu, R. Gubta.
Os micos-de-cabeça-algodão (Saguinus oedipus) não demonstram auto-exploração guiada pelo espelho.
Am J Primatol. 53 (2001), pp. 131-137.

[229] F. B. M. de Waal, M. Dindo, C. A. Freeman, M J. Hall.
O macaco ao espelho: dificilmente um estranho.
Proc Natl Acad Sci USA. 102 (2005), pp. 11140-11147.

[230] D. J. Povinelli, J. G. H. Cant.
O trepador arbóreo e a evolução do auto-conceito.
Q Rev Biol. 70 (1995), pp. 393-421.

[231] D. Reiss, L. Marino.
Auto-reconhecimento do espelho no golfinho roaz: um caso de convergência cognitiva.
Proc Natl Acad Sci USA. 98 (2001), pp. 5937-5942.

[232] D. J. Povinelli.
Falha no auto-reconhecimento em elefantes asiáticos (Elephas maximus) em contraste com a sua utilização de pistas de espelho para descobrir comida escondida.
J Comp Pyschol. 103 (1989), pp. 122-131

[233] J. M. Plotnik, F. B. M. de Waal, D, Reiss.
Auto-reconhecimento num elefante asiático.
Proc Natl Acad Sci USA. 103 (2006), pp. 17053-17057.

[234] M. R. A. Chance.
A estrutura da atenção como base da ordem de classificação dos primatas.
Man. 2 (1967), pp. 503-518.

[235] E. W. Menzel, S. Halperin.
O comportamento propositado como base para a comunicação objetiva entre chimpanzés.
Science. 189 (1975), pp. 652-654.

[236]   A, Whiten, R. W. Byrne.
A manipulação da atenção no engano tátil dos primatas.
Machiavellian Intelligence: Social Expertise and the Evolution of Intellect in Monkeys,
Apes and Humans. Oxford University Press; (1988), pp. 211-223.

[237]   N. J. Emery, E. N. Lorincz, D. I. Perrett, M. W. Oram, C. I. Baker.
Seguimento do olhar e atenção conjunta em macacos rhesus (Macaca mulatta).
J Comp Pyschol. 111 (1997), pp. 286-293.

[238]   S. Itakura, M. Tanaka.
**Utilização de pistas dadas pelo experimentador durante tarefas de escolha de
objectos por chimpanzés (Pan troglodytes), orangotangos (Pongo pygmaeus) e
bebés humanos (Homo sapiens).**
J Comp Psychol. 112 (1998), pp. 119-126.

[239]   M. Tomasello, B. Hare, T. Fogleman.
**A ontogenia do seguimento do olhar em chimpanzés, Pan troglodytes, e macacos
rhesus, Macaca mulatta.**
Anim Behav.61 (2001), pp. 335-343.

[240]   M. Tomasello, E. S/ Savage-Rumbaugh, A. C. Kruger.
**Aprendizagem imitativa de objectos por chimpanzés, chimpanzés aculturados e
crianças humanas.**
Child Dev. 64 (1993), pp. 1688-1705.

[241]   M. Tomonaga.
Prestar ou não atenção à atenção dos outros na atenção conjunta dos macacos?
Primate Res. 15 (1999), pp. 425.

[242]   S. Itakura.
Um estudo exploratório da monitorização do olhar em primatas não humanos.
Jpn Psychol Res. 38 (1996), pp. 174-180.

[243]   S. Okamoto-Barth, J. Call, M. Tomasello.
A compreensão dos grandes símios sobre a linha de visão de outros indivíduos.
Psychol Sci. 18 (2007), pp. 462-468.

[244]   S. Itakura, J. R. Anderson.
**Aprendizagem da utilização de pistas dadas pelo experimentador durante uma
tarefa de escolha de objectos por um macaco-prego.**
Cahiers de Psychologie Cognitive. 15 (1996), pp.103-1

[245]   J. R. Anderson, P. Sallaberry, H. Barbier.
**Utilização de pistas dadas pelo experimentador durante tarefas de escolha de
objectos por macacos-prego.**
Animal Behav. 49 (1995), pp. 201-208.

[246]   J. R. Anderson, M. Montant, D. Schmitt.
**Os macacos Rhesus não utilizam a direção do olhar como uma pista dada pelo
experimentador numa tarefa de escolha de objectos.**
Behav Processes. 37 (1996), pp. 47-55.

[247] D. J. Povinelli, T. J. Eddy.
Chimpanzés: atenção visual conjunta.
Psychol Sci. 7 (1996a), pp. 129-135.

[248] D. J. Povinelli, T. J. Eddy.
Factores que influenciam o reconhecimento da atenção por parte de jovens chimpanzés (Pan troglodytes).
J Comp Psychol. 110 (1996b), pp. 336-345.

[249] B. Hare, J. Call, M. Tomasello.
Os chimpanzés sabem o que os co-específicos vêem e não vêem.
Anim Behav. 59 (2000), pp. 771-785.

[250] B. Hare, J. Call, M. Tomasello.
Os chimpanzés sabem o que os seus co-específicos sabem?
Anim Behav. 61 (2001), pp.139-151.

[251] B. Hare, J. Call, M. Tomasello.
Os chimpanzés enganam um concorrente humano escondendo-se.
Cognição. 101 (2006), pp. 495-514.

[252] B. Hare, M. Tomasello.
Os chimpanzés são mais hábeis em tarefas competitivas do que em tarefas cooperativas.
Anim Behav. 68 (2004), pp. 571-581.

[253] J. I. Flombaum, L. R. Santos.
Os macacos Rhesus atribuem percepções aos outros.
Curr Biol. 15 (2005), pp. 447-452.

[254] D. J. Povinelli.
Folk Physics for Apes: The Chimpanzee's Theory of How the World Works (Física popular para macacos: a teoria do chimpanzé sobre o funcionamento do mundo).
Oxford University Press; (2000).

[255] D. J. Povinelli, J. Vonk.
Mentes de chimpanzés: suspeitas de serem humanas?
Trends Cogn Sci. 7 (2003), pp. 157-160.

[256] E. Visalberghi.
Utilização de ferramentas em Cebus.
Folia Primatol. 54 *f1990*), pp. 146-154.

[257] L. Limongelli, S. T. Boysen, E. Visalberghi.
Compreensão das relações causa-efeito numa tarefa de utilização de ferramentas por chimpanzés Pan troglodytes.
J Comp Psychol. 109 (1995), pp. 18-26.

[258] E. Vis, D, M, Alberghi, E. S. Savage-Rumbaugh.
Desempenho numa tarefa de utilização de ferramentas por chimpanzés comuns

(Pan troglodytes), bonobos (Pan paniscus), um orangotango (Pongo pygmaeus) e macacos-prego (Cebus

apella). J Comp Psychol. 109 (1995), pp. 52-60.

[259] G. C. Westergaard.
Análise estrutural da utilização de ferramentas por macacos-prego (Cebus apella) e chimpanzés (Pan troglodytes).
Anim Cogn. 2 *f1999*), pp. 141-145.

[260] M. Panger, S. Perry, L. M. Rose, J. Gros-Louis, E. Vogel, K. C. Mackinnon et al.
Diferenças entre locais no comportamento de forrageamento de macacos-prego de cara branca (Cebus capucinus).
Am J Phys Anthropol. 119 (2002), pp. 52-66.

[261] S. Perry, M. Panger, L. Rose, M. Baker, J. Gros-Louis, K. Jack et al.
Tradições em macacos-prego selvagens de cara branca. A Biologia das Tradições.
Cambridge University Press D. Fragaszy, S. Perry, Edts. (2003), pp 391-425.

[262] C. P. Whiten A, van Schaik.
A evolução das culturas animais e da inteligência social.
Philos Trans R Soc Lond B Biol Sci. 362 (2007), pp. 603-620.

[263] M. D. Hauser.
Tipos de artefactos e caraterísticas funcionais de design: O que um primata compreende sem linguagem.
Cognição. 64 (1997a), pp. 285-308.

[264] M. D. Hauser, J. Kralik, C. Botto-Mahan.
Resolução de problemas e caraterísticas funcionais do desenho: experiências com o mico-de-cabeça-algodão Saguinus oedipus.
Anim Behav. *57* (1999), pp. 565-582.

[265] M. D. Hauser, H. M. Pearson, D. Seelig.
Ontogenia do uso de ferramentas em micos-de-cabeça-algodão (Saguinus oedipus): reconhecimento inato de caraterísticas funcionalmente relevantes.
Anim Behav. 64 (2002b), pp. 299-311.

[266] M. D. Hauser, L. R. Santos, G. M. Spaepen, H. M. Pearson.
Resolução de problemas, inibição e experiência específica de um domínio: experiências com micos do género Saguinus oedipus.
Anim Behav. 64 (2002c), pp. 387-396.

[267] L. R. Santos, M. D. Hauser.
A compreensão da solidez por um primata não-humano: dissociações entre ver e agir.
Dev Sci. 5 (2002), pp. F1-F7.

[268] K. Fujita, H. Kuroshima, S. Asai.
Como é que os macacos-prego (Cebus apella) compreendem a causalidade

envolvida na utilização de ferramentas?
J Exp Psychol Anim Behav Processes. 19 (2003), pp. 233-242 .

[269]   L. R.Santos, H. M. Pearson, G. M. Spaepen, F. Tsao, M. D. Hauser.
Sondagem dos limites da competência em matéria de ferramentas: experiências com duas espécies não utilizadoras de ferramentas, Cercopithecus aethiops e Saguinus oedipus.
Anim Cogn. 9 (2006), pp. 94-109.

[270]   L. R. Santos, A. Rosati, C. Sproul, B. Spaulding, M. D. Hauser.
Escolha de ferramentas de meio para fim em saguins (Saguinus oedipus): descobrir os limites do conhecimento dos primatas sobre ferramentas.
Anim Cogn. 8 (2005), pp. 236-246.

[271]   E. M. Brannon.
A representação da grandeza numérica.
Curr Opin Neurobiol. 16 (2006), pp. 222-229.

[272]   J. F. Cantlon, E. M. Brannon.
Sistema partilhado para ordenar números pequenos e grandes em macacos e humanos.
Psychol Sci. 17 (2006), pp. 401-406.

[273]   D. M. Rumbaugh, S. Savage-Rumbaugh, M. T. Hegel.
Somatização no chimpanzé Pan troglodytes.
J Exp Psychol Anim Behav Process. 13 (1987), pp. 107-101.

[274]   S. T. Boysen, G. G. Berntson. **Responses to quantity: percetual versus cognitive mechanisms in chimpanzees Pan troglodytes.**
J Exp Psychol Anim Behav Process. 21 (1995), pp. 82-86.

[275]   S. T. Boysen, G. G. Bernston, M. B. Hannan, J. T. Cacioppo.
Interferência baseada na quantidade e representações simbólicas em chimpanzés Pan troglodytes.
J Exp Psychol Anim Behav Process. 22 (1996), pp. 76-86.

[276]   S. T. Boysen, G. G. Berntson, T. A. Shreyer, K. S. Quigley.
Processamento de ordinalidade e transitividade por chimpanzés Pan troglodytes.
J Comp Psychol. 107 (1993), pp. 208-215.

[277]   M. J. Beran.
Soma e numerosos julgamentos de conjuntos de itens apresentados sequencialmente por chimpanzés Pan troglodytes.
Comp Psychol. 115 (2001), pp. 181-191.

[278]   E. Herrmann, J. Call, M. V. Hernandez-Lloreda, B. Hare, M. Tomasello.
Os seres humanos desenvolveram competências especializadas de cognição social: a hipótese da inteligência cultural.

Science. 317 (2007), pp. 1360-1366.

[279] J. F. Cantlon, E. M. Brannon.
Matemática básica em macacos e estudantes universitários.
https://doi.org/10.1371/journal.pbio.0050328. (2007)

[280] G. M. Sulkowski, M. D. Hauser.
Os macacos rhesus conseguem subtrair espontaneamente?
Cognição. 79 (2001), pp. 239-262.

[281] K. E. Jordan, E. M. Brannon, N. K. Logothetis, A. A. Ghazanfar.
Os macacos fazem corresponder o número de vozes que ouvem ao número de caras que vêem.
Curr Biol. 15 (2005), pp. 1034-1038.

[282] M. L. Wilson, N. F. Britton, N. R. Franks.
Os chimpanzés e a matemática da batalha.
Proc Biol Sci. 269 (2002), pp. 1107-1112.

[283] M. D. Hauser.
Conhecer sobre conhecer as dissociações entre os sistemas de perceção e de ação ao longo da evolução e durante o desenvolvimento.
Ann N Y Acad Sci. 1001 (2003), pp. 79-103.

[284] M. J. Beran, T. A. Evans.
Manutenção do atraso da gratificação por quatro chimpanzés (Pan troglodytes): os efeitos da visibilidade da recompensa atrasada, da presença do experimentador e de intervalos de atraso alargados.
Behav Processes. 73 (2006), pp. 315-324.

[285] T. A. Evans, M. J. Beran.
Atraso da gratificação e manutenção do atraso nos macacos rhesus Macaca mulatta.
J Gen Psychol. 134 (2007), pp. 199-216.

[286] J. Goodall.
The Chimpanzees of Gombe: Patterns of Behavior (Os Chimpanzés de Gombe: Padrões de Comportamento).
Cambridge, MA: Harvard University Press. (1986).

[287] C. P. van Schaik, R. O. Deaner, M. Y. Merrill.
As condições para o uso de ferramentas em primatas: implicações para a evolução da cultura material.
J Hum Evol. 36 (1999), pp. 719-741.

[288] S. F. Brosnan, H. C. Schiff, F, B. de Waal.
A tolerância à desigualdade pode aumentar com a proximidade social nos chimpanzés.
Proc Biol Sci. 272 (2005), pp. 253-258.

[289] B. Hare, A. P. Melis, V. Woods, S. Hastings, R. Wrangham.
A tolerância permite que os bonobos superem os chimpanzés numa tarefa de cooperação.
Curr Biol. 17 *(*2007), pp. 619-623.

[290] E. Herrmann, J. Call, M. V. Hernandez-Lloreda, B. Hare, M. Tomasello.
Os seres humanos desenvolveram competências especializadas de cognição social: a hipótese da inteligência cultural.
Science. 317 (2007), pp. 1360-1366.

[291] J. Chamada.
Desafios passados e presentes na investigação da teoria da mente em primatas não humanos.
Prog Brain Res. 164 (2007), pp. 341-353.

[292] R. A. Foley, P. C. Lee.
Espaço social finito, percursos evolutivos e reconstrução do comportamento dos hominídeos.
Science. 243 (1989), pp. 901.

[293] D. L. Cheney, R. M. Seyfarth.
Metafísica dos babuínos: A evolução de uma mente social.
Chicago: University of Chicago Press; (2007).

[294] G. Rizzolatti, L. Fadiga, L. Fogassi L, V. Gallese.
Dos neurónios-espelho à imitação: factos e especulações.
A mente imitativa: Development, Evolution and Brain Bases. Cambridge: W. Prinz, A. N.
Meltzoff, Edits. Cambridge University Press (2002), pp. 247-266.

[295] M. D. Hauser.
Tipos de artefactos e caraterísticas funcionais de design: O que um primata compreende sem linguagem.
Cognição. 64 (1997a), pp. 285-308.

[296] A. Poremba, M. Malloy, R. C. Saunders, R. E. Carson, P. Herscovitch, M. Mishkin.
Chamadas específicas de uma espécie evocam atividade assimétrica nos pólos temporais do macaco.
Nature. 427 (2004), pp. 448-451.

[297] R. Gil-da-Costa, A. Martin, M. Lopes, M. Munoz, J. Fritz, A. R. Braun.

Chamadas específicas da espécie activam homólogos das áreas de Broca e de Wernicke no macaco.
Nat Neurosci. 9 (2006), pp. 1064-1070.

[298] C. E. MacLeod.
O que é que há num cérebro? A questão de uma anatomia cerebral distinta nos grandes símios. A evolução do pensamento: Origens evolutivas da inteligência dos grandes símios.
Cambridge A. Russon, D. Begun, Edits. Cambridge University Press (2004), pp. 105-121.

[299] C. C. Sherwood, P. R. Hof.
A evolução dos tipos de neurónios e da histologia cortical em macacos e humanos.
The Evolution of Primate Nervous Systems (A Evolução dos Sistemas Nervosos dos Primatas). Oxford: T. Preuss, J. Kaas, Edits Academic Press; 4 (2007), pp. 355-378.

[300] J. Gross, M. Junghofer, C. Wolters.
Bioelectromagnetismo na investigação do cérebro humano: Novas aplicações, novas questões.
Neuroscientist. 29 (2023), pp. 62-77.

[301] H. Helmholtz. Ueber einige Gesetze der Vertheilung elektrischer Strome in korperlichen Leitern, mit Anwendung auf die thierisch-elektrischen Versuche (Schluss.). Ann Phys Chem 165 (1853), pp. 353-77.

[302] N. Grossman, D. Bono, N. Dedic, S. Kodandaramaiah, A. Rudenko, H. Suk et al.
Estimulação cerebral profunda não invasiva através de campos eléctricos temporalmente interferentes.
Cell 169 (2017), pp. 1029-1041.e16.

[303] M. C. Piastra, A. NüBing, J. Vorwerk, M. Clerc, C. Engwer, C. Wolters.
Estudo exaustivo da sensibilidade da eletroencefalografia e da magnetoencefalografia às fontes corticais e subcorticais.
Hum Brain Mapp 42 (2021), pp. 978-992.

[304] A. Antal, I. Alekseichuk, M. Bikson, J. Brockmoller, A. Brunoni, R. Chen et al.
Estimulação eléctrica transcraniana de baixa intensidade: orientações de segurança, éticas, legais, regulamentares e de aplicação.
Clin Neurophysiol. 128 (2017), pp. 1774-1809.

[305] R. Polania, M. A. Nitsche, C. C. Ruff.
Estudo e modificação da função cerebral com estimulação cerebral não invasiva.
Nat Neurosci 21 (2018), pp. 174-187.

[306] T. O. Bergmann, A. Karabanov, G. Hartwigsen, A. Thielscher, H. Siebner.
Combinação de estimulação cerebral transcraniana não invasiva com neuroimagem e eletrofisiologia: abordagens actuais e perspectivas futuras.
Neuroimage 140 (2016), pp. 4-19.

[307] M. Fernández-Corazza, S. Turovets, C. H. Muravchik.

Unificação dos métodos de seleção óptimos na estimulação eléctrica transcraniana.
Neuroimage 209 (2020), pp. 116403.

[308] C. S. Herrmann, S. Rach, T. Neuling, D. Strüber.
Estimulação transcraniana por corrente alternada: uma revisão dos mecanismos subjacentes e da modulação dos processos cognitivos.
Front Hum Neurosci 7 (2013), pp. 279.

[309] G. Thut, T. Bergmann, F. Frohlich, S. Soekadar, J. S. Brittain, A. Valero-Cabré et al.
Orientar a estimulação cerebral transcraniana por EEG/MEG para interagir com a atividade cerebral em curso e funções associadas: um documento de posição.
Clin Neurophysiol. 128 (2017), pp. 843-857.

[310] A. Giovanni, F. Capone, L. di Biase, F. Ferreri, L. Florio, A. Guerra et al.
Actividades oscilatórias nas perturbações neurológicas dos idosos: biomarcadores a ter em conta

neuromodulação.
Front Aging Neurosci. 9 (2017), pp. 189.

[311] S. Tremblay, N. Rogasch, I. Premoli, D. Blumberger, S. Casarotto, R. Chen et al.
Utilidade clínica e prospetiva da TMS-EEG.
Clin Neurophysiol. 130 (2019), pp. 802-844.

[312] J. D. Herring, S. Esterer, T. R. Marshall, O. Jensen, T. O. Bergmann.
A estimulação por corrente alternada de baixa frequência suprime ritmicamente as oscilações da banda gama e prejudica o desempenho percetivo.
Neuroimage 184 (2019), pp. 440-449.

[313] T. R. Marshall, S. Esterer, J. D. Herring, T. O. Bergmann, O. Jensen.
Sobre a relação entre a excitabilidade cortical e as respostas oscilatórias visuais - um estudo simultâneo tDCS-MEG.
Neuroimage 140 (2016), pp. 41-49.

[314] P. Ruhnau, T. Neuling, M. Fuscá, C. Herrmann, G. Demarchi, N. Weisz.
A estimulação transcraniana por corrente alternada de olhos bem fechados conduz o ritmo alfa de uma forma dependente do estado.
Sci Rep 6 (2016), pp. 27138.

[315] M. Witkowski, E. Garcia-Cossio, B. Chander, C. Braun, N. Birbaumer, S. Robinson et al.
Mapeamento das oscilações cerebrais durante a estimulação transcraniana por corrente alternada (tACS).
Neuroimage 140 (2016), pp. 89-98.

[316] T. Neuling, P. Ruhnau, N. Weisz, C. S. Herrmann, G. Demarchi.
Fé e oscilações recuperadas: sobre a análise dos sinais EEG/MEG durante o tACS.
Neuroimage 147 (2017), pp. 960-963.

[317] N. Noury, M. Siegel.
Análise dos sinais EEG e MEG registados durante o tES, uma resposta.

Neuroimage 167 (2018), pp. 53-61.

[318] E. Labyt, M. C. Corsi, W. Fourcault, A. Palacios, F. Laloy, F. Bertrand, et al.
Magnetoencefalografia com magnetómetros bombeados opticamente à temperatura ambiente.
IEEE Trans Med Imaging 38 (2019), pp. 90-98.

[319] E. Boto, N. Holmes, J. Leggett, G. Roberts, V. Shah, S. Meyer et al.
Avançar com a magnetoencefalografia para aplicações no mundo real com um sistema vestível.
Nature 555 (2018), pp. 657-661.

[320] R. Hill, E. Boto, M. Rea, N. Holmes, J. Leggett, L. Coles et al.
OPM-MEG multicanal para toda a cabeça: conceção do capacete e comparação com um sistema convencional.
Neuroimage 219 (2020), pp. 116995.

[321] J. Iivanainen, R. Zetter, L. Parkkonen.
Potencial da MEG on-scalp: deteção robusta de respostas visuais humanas de banda gama.
Hum Brain Mapp 41 (2020), pp. 150-161.

[322] J. A. O'Daly.
Papel do cerebelo e do tronco cerebral na construção do psique humano.
Lap Lambert omniscriptum Gmbh & Co. KG. Bahnhufstraβe 28, 6611 Saarbrhcken Deutschland Germany (2017), pp. 1-85.

[323] J. A. O'Daly.
Ultra-estrutura da retina de teleósteos I: cones, bastonetes, células horizontais, bipolares, amacrinas, tubulares, camadas plexiforme externa e interna.
Br J Med Med Res. 19 (2017), pp. 1-16.

[324] J. A. O'Daly.
Ultra-estrutura da retina de teleósteos II: amacrinas intersticiais, amacrinas deslocadas, células ganglionares, fibras de Müller, terminais adrenérgicos, oligodendroglia, camada plexiforme interna, citoquímica do glicogénio. Br J Med Med Res. 19 (2017), pp. 16-25.

[325] J. A. O'Daly.
Ultra-estrutura da retina de teleósteos.
Lap Lambert omniscriptum Gmbh & Co. KG. Bahnhufstraβe 28, 6611 Saarbrhcken Deutschland Germany, (2017), pp. 1-76.

[326] J. A. O'Daly.
O sistema nervoso origem da mente no cérebro.
Lap Lambert omniscriptum Gmbh & Co. KG. Bahnhufstraβe 28, 6611 Saarbrhcken Deutschland Germany, (2017), pp. 1-85.

[327] J. A. O'Daly. **Role of cerebellum and brain stem in construction of the human psique.** Lap Lambert omniscriptum Gmbh & Co. KG. Bahnhufstraβe 28, 6611 Saarbrhcken Deutschland Germany, (2017), pp. 1-85.

[328] J. A. O'Daly.
Consciência e evolução inconsciente na doença de Alzheimer.
Lap Lambert omniscriptum Gmbh & Co. KG. Bahnhufstraβe 28, 6611 Saarbrhcken
Deutschland Germany, (2018), pp. 1-221.

[329] J. A. O'Daly.
Seres humanos, conceitos de Deus, relação humana com as outras dimensões.
Lap Lambert omniscriptum Gmbh & Co. KG. Bahnhufstraβe 28, 6611 Saarbrhcken
Deutschland Germany, (2018), pp. 1-297

[330] J. A. O'Daly, R. Lezama, P. J. Rodriguez, E. Silva, N. Indriago, G. Peña, et al.
**Os antigénios de amastigotas de Leishmania induziram a remissão clínica da
psoríase.**
Arch Dermatol Res. 301 (2009), pp. 1-13.

[331] J. A. O'Daly, R. Lezama, J. Gleason.
**Isolamento de fracções proteicas de Leishmania amastigotes que induziram a
estimulação de linfócitos e a remissão da psoríase.**
Arch Dermatol Res. 301 (2009), pp. 1-17.

[332] J. A. O'Daly, B. Rodriguez, T. Ovalles, C. Pelaez.
**Subconjuntos de linfócitos no sangue periférico de doentes com psoríase antes e
depois do tratamento com antigénios de leishmania.**
Arch Dermatol Res. 302 (2010), pp. 95-104.

[333] J. A. O'Daly, J. P. Gleason, G. Peña, I. Colorado.
**Proteínas purificadas de amastigotas de Leishmania induziram reacções de
hipersensibilidade de tipo retardado e remissão da artrite induzida por colagénio
em modelos animais.**
Arch Dermatol Res. 302 (2010), pp. 567-581.

[334] J. A. O'Daly, J. Gleason.
**Antigénios de Leishmania amastigotes que induzem a remissão clínica da psoríase:
Relação entre Leishmaniose e psoríase.**
J Clin Dermatol DERMA. 1 (2010), pp. 47-57.

[335] J. A. O'Daly, J. Gleason, R. Lezama, P. J. Rodriguez, E. Silva, N. R. Indriago.
**Antigénios de Leishmania amastigotes que induzem a remissão clínica da artrite
psoriática.**
Arch Dermatol Res 303 (2011), pp. 1-27.

[336] J. A. O'Daly.
Artrite psoriática: Tipos, efeitos na saúde e tratamentos.
Capítulo de livro NOVA publishers New York (2011).

[337] J. A. O'Daly.
**Doença psoriática: uma patologia sistémica, estruturada por psoríase, artrite
psoriática e comorbilidades.**
J Clin Rheumatol Musculoskelet Med. 21 (2011), pp. 1-11

[338] J. A. O'Daly.
A psoríase, uma doença sistémica para além da pele, como evidenciado pela artrite psoriática e muitas comorbilidades. Remissão clínica com uma vacina contra amastigotas de Leishmania, um achado por acaso.
Intech Publishers, Capítulo de Livro J. A. O'Daly Editor. (2012), pp. 1-57.

[339] J. A. O'Daly, H. Spinetti, M. B. Rodríguez, L. Acuña, P. García, L. Castillo et al.
Proteínas de amastigotas de varias cepas de leishmanias protegem os seres humanos contra a Leishmaniose na área de Guatire, Edo. Miranda, Venezuela.
Gaceta Médica de Caracas. 103 (1995), pp. 133-177.

[340] J. A. O'Daly, H. Spinetti, M. Rodríguez, L. Acuña, L. Castillo, L. Zambrano, et al.
Comparação dos efeitos terapéuticos da mistura de promastigotas + BCG, antígenos purificados de amastigotas e o Glucantime numa área hiperendémica de Leishmaniose cutânea, em Guatire, Edo, Miranda, Venezuela.
Gaceta Médica de Caracas 103 (1995), pp. 327-357.

[341] J. A. O'Daly, H. M. Spinetti, J. Gleason, M. B. Rodriguez.
Análise clínica e imunológica da leishmaniose cutânea aguda e crónica, antes e depois de diferentes tratamentos.
J Parasitol Res. Artigo ID 657016, (2013), pp. 12.

[342] J. A. O'Daly, P. García, M. B. Rodriguez, T. Ovalles.
Produtos secretados/excretados de Leishmania promastigotes, caraterização e proteção de ratinhos BALB/c contra parasitas virulentos por vacinação.
Ann Infect Dis. 1 (2012), pp. 1-12.

[343] J. A. O'Daly.
Uma comparação da biologia molecular dos tripanossomas e da Leishmaniae e o seu impacto no desenvolvimento de métodos de diagnóstico e vacinação da leishmaniose e da doença de Chagas.
Biol Res. 26 (1993), pp. 219-224.

[344] J. A. O'Daly.
Os antigénios dos amastigotas de Leishmania protegem o ser humano contra a Leishmania.
Lap Lambert Academic publishing ist in imprint der/é uma marca registada de omniscriptum Gmbh & Co. KG. Bahnhufstraβe 28, 6611 Saarbrdcken Deutschland Germany (2017), pp. 1-9

[345] E. J. Jin, F. R. Kiral, P. R. Hiesinger ·
O onde, o quê e o quando da degradação das proteínas membranares nos neurónios.
Dev Neurobiol. 78 (2018), pp. 283-297.

[346] M. Jelokhani-Niaraki.
Proteínas de membrana: estrutura, função e movimento.
Int J Mol Sci. 24 (2023), pp. 468.

[347] J. Deisenhofer, O. Epp, K. Miki, R. Huber, H. Michel.
Estrutura das subunidades proteicas no centro de reação fotossintético de Rhodopseudomonas viridis com uma resolução de 3
Nature 318 (1985), pp. 618-624.

[348] J. M. Finkelstein.
Estruturas das proteínas de membrana.
Nature 511 (2014), pp. 21.

[349] MPSTRUC.
Proteínas de membrana com estrutura 3D conhecida.
https://blanco.biomol.uci.edu/mpstruc/ (2022).

[350] RSCB PDB.
Banco de dados de proteínas.
https://www.rcsb.org (2022).

[351] D. Orenstein. |
Estudo revela o contributo fundamental de uma proteína para a heterogeneidade dos neurónios A regulação rigorosa da libertação de neurotransmissores pela Tomosyn distingue as funções de duas classes de neurónios na junção neuromuscular da mosca.
Instituto Picower para a Aprendizagem e a Memória (2021). `

[352] J. P. Pierce, T. Mayer, J. B. McCarthy.
Evidência de uma via secretora satélite em espinhas dendríticas neuronais.
Curr Biology. 11 (2001), pp. 351-355.

[353] D. O. Wang, K. C. Martin, R. S. Zukin.
Limitação espacial da expressão genética através da tradução local nas sinapses.
Trends Neurosci. 33 (2010), pp. 173-182

[354] O. A. Ramirez, A. Couve.
O retículo endoplasmático e o tráfico de proteínas nos dendritos e axónios.
Trends Cell Biol. 21 (2011), pp. 219-227.

[355] C. E. Holt, E. M. Schuman.
O dogma central descentralizado: Novas perspectivas sobre a função do ARN e a tradução local nos neurónios.
Neuron. 80 (2013), pp. 648-657.

[356] S. D. Speese, N. Trotta, C. K. Rodesch, B. Aravamudan, K. Broadie.
O sistema ubiquitina proteasoma regula de forma aguda a renovação das proteínas pré-sinápticas e a eficácia sináptica.

Curr Biol. 13 (2003), pp. 899-910.

[357] J. J. Yi, M. D, Ehlers.
Papéis emergentes da ubiquitina e da degradação de proteínas na função neuronal.
Pharmacol Rev 59 (2007), pp. 14-39.

[358] A. M. Hamilton, K. Zito
A decomposição: O sistema ubiquitina proteasoma na morfogénese neuronal.
Neural Plast 2013 (2013), pp.196848.

[359] V. Hakim, L. D. Cohen, R. Zuchman, T. Ziv, N. E. Ziv.
Os efeitos da inibição proteasomal na proteostase sináptica.
EMBO J. 35 (2016), pp. 2238-2262.

[360] J. P. Frampton, C. Guo, B. A. Pierchala.
A expressão da maquinaria de degradação de proteínas axonais em neurónios simpáticos é regulada pelo fator de crescimento nervoso.
J Neurosci Res. 90 (2012), pp. 1533-1546.

[361] M. Goo, L. Sancho, N. Slepak, D. Boassa, T. Deerinck, M. Ellisman et al.
Tráfego dependente da atividade dos lisossomas nos dendritos e nas espinhas dendríticas.
J Cell Biol 216 (2017), pp. 2499-2513.

[362] S. Soukup, S. Kuenen, R. Vanhauwaert, J. Manetsberger, S. Hernandez, J. Swerts, et al.
Um fosforo de EndophilinA dependente de LRRK2 é crítico para a macroautofagia nos terminais pré-sinápticos.
Neuron 92 (2016), pp. 829-844.

[363] W. Song, K. E. Zinsmaier.
A endofilina e a sinaptojanina unem-se para promover a endocitose das vesículas sinápticas.
Neuron 40 (2003), pp. 665-667.

[364] M. Simons, G. Raposo.
Exossomas - transportadores vesiculares para comunicação intercelular.
Curr Opin Cell Biol 21 (2009), pp. 575-581.

[365] G. Raposo, W. Stoorvogel.
Vesículas extracelulares: Exossomas, microvesículas e amigos.

J Cell Biol 200 (2013), pp. 373-383.

[366]   V. Budnik, C. Ruiz-Canada, F. Wendler.
As vesículas extracelulares completam a comunicação no sistema nervoso.
Nat Rev Neurosci 17 (2016), pp. 160-172.

[367]   M. Colombo, G. Raposo, C. Thery.
Biogénese, secreção e interações intercelulares de exossomas e outras vesículas extracelulares.
Annu Rev Cell Dev Biol 30 (2014), pp, 255-289.

[368]   J. Lotvall, H. Valadi.
Sinalização célula a célula via exossomas através de esRNA.
Cell Adh Migr 1 (2007), pp. 156-158.

[369]   M. Simons, G. Raposo.
Exossomas - transportadores vesiculares para comunicação intercelular.
Curr Opin Cell Biol 21 (2009), pp. 575-581.

[370]   C. Fruhbeis, D. Frohlich, E. M. Kramer-Albers.
Papéis emergentes dos exossomas na comunicação neurónio-glia.
Front Physiol 3 (2012), pp. 119.

[371]   G. Raposo, W. Stoorvogel.
Vesículas extracelulares: Exossomas, microvesículas e amigos.
J Cell Biol 200: (2013), pp. 373-383.

[372]   V. Budnik, C. Ruiz-Canada, F. Wendler.
As vesículas extracelulares completam a comunicação no sistema nervoso.
Nat Rev Neurosci 17 (2016), pp. 160-172.

[373]   J. Faure, G. Lachenal, M. Court, J. Hirrlinger, C. Chatellard, B. Blot et al.
Os exossomas são libertados por neurónios corticais em cultura.
Mol Cell Neurosci 31: (2006), pp. 642-648.

[374]   C. Korkut, B. Ataman, P. Ramachandran, J. Ashley, R. Barria, N. Gherbesi et al.
Transmissão trans-sináptica de sinais Wnt vesiculares através de Evi/Wntless.
Cell 139 (2009), pp. 393-404.

[375]   Saman S, Kim W, Raya M, Visnick Y, Miro S, Saman S, Jackson B, et al.
A tau associada a exossomas é segregada em modelos de tauopatia e é fosforilada seletivamente no líquido cefalorraquidiano no início da doença de Alzheimer.
J Biol Chem 287 (2012), pp. 3842-3849.

[376] K. Yuyama, H. Sun, S. Mitsutake, Y. Igarashi.
A secreção de exossomas modulada por esfingolípidos promove a depuração de beta amiloide pela microglia.
J Biol Chem 287 (2012), pp. 10977- 10989

[377] J. Deng, C. Koutras, J. Donnelier, M. Alshehri, M. Fotouhi, M. Girard et al.
Os neurónios exportam vesículas extracelulares enriquecidas em proteínas de cadeia de cisteína e proteínas mal dobradas

carga.
Sci Rep 7 (2017), pp. 956.

[378] K. E. Zinsmaier, K. K. Eberle, E. Buchner, N. Walter, S. Benzer S.
Paralisia e morte precoce em mutantes de proteínas de cadeia de cisteína de Drosophila.
Science 263 (1994), pp. 977-980.

[379] S. Kashyap, J. Johnson, H. McCue, X. Chen, M. Edmonds, M. Ayala et al.
Caenorhabditis elegans dnj-14, o ortólogo do gene DNAJC5 mutado na lipofuscinose ceroide neuronal do adulto, fornece uma nova plataforma para o rastreio de fármacos neuroprotectores e identifica uma ação do resveratrol independente da SIR-2.1.
Hum Mol Genet 23 (2014), pp. 5916-5927.

[380] M. Chivet, C. Javalet, K. Laulagnier, B. Blot, F. Hemming, R. Sadoul.
Os exossomas secretados pelos neurónios corticais após a ativação da sinapse glutamatérgica interagem especificamente com os neurónios.
J Extracell Vesicles 3 (2014), pp. 24722.

[381] C. Han, Y. Song, H. Xiao, D. Wang, N. Franc, L. Jan, et al.
As células epidérmicas são os principais fagócitos na fragmentação e eliminação de dendritos degenerados em Drosophila.
Neurónio 81 (2014), pp. 544-560.

[382] Y. Ohsumi.
Marcos históricos da investigação sobre autofagia.
Cell Res 24 (2014), pp. 9-23.

[383] S. Maday, E. L. Holzbaur.
Regulação específica do compartimento da autofagia em neurónios primários.
J Neurosci 36 (2016), pp. 5933-5945.

[384] S. Soukup, S. Kuenen, R. Vanhauwaert, J. Manetsberger, S. Hernandez S, Swerts et al.
Um fosforo de EndophilinA dependente de LRRK2 é crítico para a macroautofagia nos terminais pré-sinápticos.
Neuron 92 (2016), pp. 829-844.

[385]   N. Okerlund, K. Schneider, R. Leal-O, C. Montenegro-V, S. Kim, L. Garner et al.
O fagote controla a autofagia pré-sináptica através da Atg5.
Neuron 93 (2017), pp. 897-913.e7.

[386]   R. Vanhauwaert, S. Kuenen, R. Masius, A. Bademosi, J. Manetsberger, et al.
O domínio SAC1 da sinaptojanina é necessário para a maturação dos autofagossomas nos terminais pré-sinápticos.
EMBO J 36 (2017), pp. 1392-1411.

[387]   V, Vijayan, P. Verstreken.
Autofagia no compartimento pré-sináptico na saúde e na doença.
J Cell Biol 216 (2017), pp. 1895-1906.

[388]   B. Binotti, N. Pavlos, D. Riedel, D. Wenzel, G. Vorbruggen, A. Schalk et al.
A GTPase Rab26 liga as vesículas sinápticas à via da autofagia.
Elife 4 (2015), pp. e05597.

[389]   C. Chan, S. Scoggin, D. Wang, S. Cherry, T. Dembo, R. Greenberg et al.
Descoberta sistemática de Rab GTPases com funções sinápticas em Drosophila.
Curr Biol 21 (2011), pp. 1704-1715.

[390]   A. M. Rowland, J. E. Richmond, J. G. Olsen, D. H. Hall, B. A. Bamber.
Os terminais pré-sinápticos regulam de forma independente o agrupamento sináptico e a autofagia do GABA Receptores A em Caenorhabditis elegans.
J Neurosci 26 (2006), pp. 1711-1720.

[391]   M. Shehata, H. Matsumura, R. Okubo-Suzuki, N. Ohkawa, K. Inokuchi.
A estimulação neuronal induz a autofagia nos neurónios do hipocampo, que está envolvida na degradação dos receptores AMPA após depressão química a longo prazo.
J Neurosci 32 (2012), pp. 10413-10422.

[392]   J. Widagdo, Y. Chai, M. Ridder, Y. Chau, R. Johnson, P. Sah, et al.
A ubiquitinação dependente da atividade dos receptores GluA1 e GluA2 regula a classificação intracelular e a degradação dos receptores AMPA.
Cell Rep. (2015).

[393]   S. Maday, E. L. Holzbaur.
Regulação específica do compartimento da autofagia em neurónios primários.
J Neurosci 36 (2016), pp. 5933-5945.

[394] L. D. Cohen, N. E. Ziv.
Recentes conhecimentos sobre os princípios da degradação das proteínas sinápticas.
F1000Res 6 (2017), pp. 675

[395] P. R. Hiesinger, C. Reiter, H. Schau, K. F. Fischbach.
A formação de padrões neuropilares e a regulação de moléculas de adesão celular no desenvolvimento do lobo ótico de Drosophila dependem da sinaptobrevina.
J Neurosci 19 (1999), pp. 7548-7556.

[396] W. R. Williamson, T. Yang, J. R. Terman, P. R. Hiesinger.
A degradação dos receptores de orientação é necessária para a conetividade neuronal no sistema nervoso de Drosophila.
PLoS Biol. 8 (2010b), pp. e1000553.

[398] S. Yogev, K. Shen.
Mecanismos celulares e moleculares da especificidade sináptica.
Annu Rev Cell Dev Biol. 30 (2014), pp. 417-437.

[399] J. Wojnacki, T. Galli.
Tráfego de membranas durante o desenvolvimento do axónio.
Dev Neurobiol. 76 (2016), pp. 1185-1200.

[400] D. Wang, C. C. Chan, S. Cherry, P. R. Hiesinger.
Tráfico de membranas na manutenção e degeneração neuronal.
Cell Mol Life Sci. 70: (2013), pp. 2919-2934.

[401] S. Cherry, E. Jin, M. Ozel, Z. Lu, E. Agi, D. Wang et al.
As mutações no gene rab7 em Charcot-Marie-Tooth 2B causam neurodegeneração dependente da dosagem devido à perda parcial da função.
Elife 2 (20130, pp. e01064.

[402] W. R. Williamson, D. Wang, A. S. Haberman, P. R. Hiesinger.
Uma função dupla da V0-ATPase a1 proporciona um mecanismo de degradação endolisossómica nos fotorreceptores de Drosophila melanogaster.
J Cell Biol 189 (2010a), pp. 885- 899.

[403] W. R. Williamson, T. Yang, J. R. Terman, P. R. Hiesinger.
A degradação dos receptores de orientação é necessária para a conetividade neuronal no sistema nervoso de Drosophila.
PLoS Biol 8 (2010b), pp. E1000553.

[404] A. Haberman, W. Williamson, D. Epstein, D. Wang, S. Rina, I. Meinertzhagen,et al.

A SNARE neuronal da vesícula sináptica Synaptobrevin promove a degradação endolisossomal e previne a neurodegeneração.
J Cell Biol 196 (2012), pp. 261-276.

[405]   J.. Song, T. Misgeld, H. Kang, S. Knecht, J. Lu, Y. Cao et al.
Atividade lisossomal associada ao desenvolvimento da poda do axónio.
J Neurosci 28 (2008), pp.. 8993-9001

[406]   B. K. Ban, M. H. Jun, H. H. Ryu, D. J. Jang, D. T. Ahmad, J. A. Lee.
A autofagia regula negativamente o crescimento precoce dos axónios nos neurónios corticais.
Mol Cell Biol 33 (2013), pp. 3907-3919.

[407]   G. Tang, K. Gudsnuk, S. Kuo, M. Cotrina, G. Rosoklija, A. Sosunov et al.
A perda de macroautofagia dependente de mTOR causa défices de poda sináptica do tipo autista.
Neuron 83 (2014), pp. 1131-114.

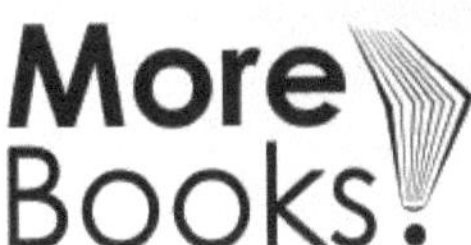

More
Books!

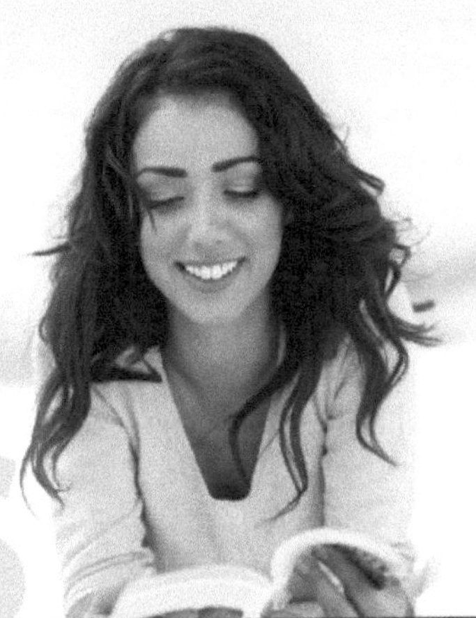

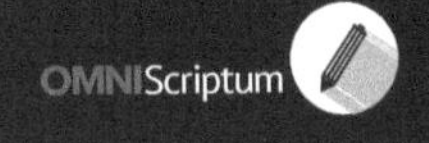

info@omniscriptum.com
www.omniscriptum.com
OMNIScriptum

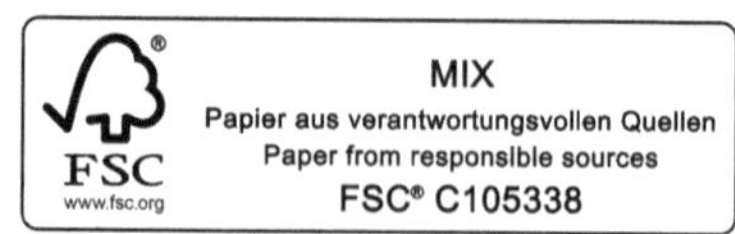

Printed by Books on Demand GmbH, Norderstedt / Germany